素食，跑步，修行

〔美〕斯科特·尤雷克　史蒂夫·弗里德曼　著
李颖琦　译

Eat&Run

南京大学出版社

新经典文化股份有限公司
www.readinglife.com
出 品

致读者

我的研究与心得都凝结在这本书里，衷心期望各位能从中获益，活出最精彩的自己。同时，我也希望你们了解，我并不是医生。这本书可以作为你生活的良伴，但请谨记，我的文字不是处方，请不要忽视医务人员的专业指示。若此书的内容直接或间接对你造成任何伤害，我和出版社都无法为此负责。

换句话说，若你决定到死亡谷参加 135 英里长跑，无论是否参考了我的意见，都是你自己的选择。我会真心为你加油，每一步都伴你左右。

谨献给我的父母，是你们最先教导我发掘未知；
献给我认识的每一个人，是你们引领我探求未来。

突破疲惫与沮丧的极限后,
我们或许会感到前所未有的放松与力量。
这些潜在力量不曾被发掘,
因为我们从未强迫自己跨越那堵艰难重重的高墙。

——威廉·詹姆斯(美国哲学家与心理学家)

目录
Contents

前言 开跑之前 1

1/ 跑向成名之路 3
  斯科特独门素食：
  日式饭团

2/ 你去做就对了！ 14
  开始跑步
  斯科特独门素食：
  明尼苏达式土豆泥
  米浆

3/ 为自己好而跑 24
  斯科特独门素食：
  扁豆蘑菇堡

4/ 痛苦，只会带来伤害 33
  拉伸
  斯科特独门素食：
  苹果燕麦肉桂棒

5/ 蛋糕公子哥的尊严 45
  斯科特独门素食：
  长跑用比萨面包

6/ 嬉皮士丹的智慧结晶 55
  轻松跑就好
  斯科特独门素食：
  螺旋藻汁

7/ 让痛苦跑走吧 65
  着地点
  斯科特独门素食：
  素奶油爆米花

8/ 大鸟的逆袭 74
  摄入足够的蛋白质
  斯科特独门素食：
  明尼苏达墨西哥辣豆酱料理

9／静雪，秘雪 86
　　核心肌群训练
　　斯科特独门素食：
　　八宝草莓松饼

10／危险诱人的旋律 97
　　一点一滴地进步
　　斯科特独门素食：
　　红豆巧克力糕

11／"你小便了吗？" 109
　　计算热量
　　斯科特独门素食：
　　素芝士酱

12／和跟屁虫搏斗 124
　　呼吸法
　　斯科特独门素食：
　　印尼式佐红咖喱杏仁酱卷心菜沙拉
　　红咖喱杏仁酱

13／熊与瞪羚的赛跑 146
　　斯科特独门素食：
　　糙米、天贝佐日式酱油与青柠汁

14／热得一团糟 153
　　腾出运动时间
　　斯科特独门素食：
　　椰米消暑圣品

15／这些家伙又来了？ 167
　　赤脚跑
　　斯科特独门素食：
　　天堂墨西哥牛油果沙拉酱

16／谁是主宰者？ 180
　　跑步姿势
　　斯科特独门素食：
　　印加藜麦粥

17/ 被沃萨奇飞羚追杀 192
　　斯科特独门素食：
　　草莓蔬果昔

18/ 跟着菲迪皮茨的脚步 205
　　撑不下去了，怎么办？
　　斯科特独门素食：
　　卡拉马塔鹰嘴豆卷

19/ 我失落了 224
　　斯科特独门素食：
　　角豆鼠尾草籽布丁

20/ 黑暗巫师的独门妙方 241
　　共享欢乐时分
　　斯科特独门素食：
　　烟熏青辣椒豆泥

21/ 回到原点 250
　　斯科特独门素食：
　　绿色莎莎酱

22/ 终场 永不停歇 257
　　斯科特独门素食：
　　巧克力能量球

致谢 265

斯科特的超马赛历程 268

前言　开跑之前

　　我从小性格内向，有先天性高血压。青少年时期很瘦弱，老是被同学捉弄，他们嘲笑我是"皮维先生"①。学校里我不是跑得最快的，也不是身体最强壮的，更称不上最聪明的学生。我就像路边的野草一样平庸，虽然我心中总是有种不可名状的渴望，但我就是这么平凡。

　　然后，我找到了那份渴望。

　　在这本书里，我不是要给各位讲一些励志寓言，或令人振奋的故事，也无意说些"只要相信自己，就可以达成目标"之类的话。不是这些。我要呈现的是——每个字每一句都是真的——我是如何由内而外、从头到脚改变的，还有，你要怎么做才能变得像我一样。无论你是马拉松选手还是业余跑者，不管你喜欢游泳还是骑自行车，无论你是胖是瘦，你都可以达成目标。因为，我就是这样做到的。

　　你可能会觉得与我的故事有共鸣，不是指有些细节一样（除非你和我一样，都曾经趴在加州的死亡谷底），而是心底的那份渴望。我的故事，和那些曾经陷于困境的人的故事一样，也和那些怀抱远大梦想、

---

① Pee-wee，全名 Pee-wee Herman，电视节目中的搞笑人物。

希望更进一步的人的故事一样。

　　我曾经跌到谷底。几年前，我被困在地球上海拔最低、气温最高的地方。这个地点，就是我的故事的起点。你的故事，也将从这里开始。

1
跑向成名之路
2005 年，恶水超级马拉松赛

> 最佳的出路，就在坚持向前的方向。
>
> ——罗伯特·佛洛斯特（美国诗人）

　　我的脑袋着火了。我的身体烧干了。加州的死亡谷彻底击垮了我，把我活活煎熟。我的队友在一旁喊着为我加油：起来，你一定可以的！但他们的声音来自外层空间，我听不见，只是拼了命狂吐。

　　在头灯照亮的光圈里我看到，刚从口中奔泻而出的液体，一落到热气翻腾的人行道上，立刻成了水蒸气。再过一个小时就午夜了，气温已飙高到 40℃，连我的灵魂都快被火焰吞噬了！

　　此时原本应是我大显神通的时刻，我体内蕴藏已久的战斗力应该在这个时候大爆发。我本该凭借过人的意志，以无人能敌的速度，把所有人远远抛在后头，从而征服这漫长的距离。但现在的我却瘫在地上，惨遭干煎活烤，脑中开始循环播放小时候看过的电视广告：有个人手里拿着一颗鸡蛋，旁白说"这是你的脑子"。然后那人把蛋打进煎锅里，爆出噼里啪啦的声音，旁白又说"这就是你嗑了药的脑子"。在这炙热的夜空下，我眼前不断浮现这个景象，耳畔也不停传来旁白，只是台词换了：这就是我卡在恶水赛里的脑子。

死亡谷这个鬼地方，一般人走在这里都会受不了，而我却已经跑了 70 英里，距离完赛还有 65 英里。我告诉自己，这时候我应该早已甩开那些前半程紧跟着我的选手，而且，不瞒你说，我一开始甚至对冠军头衔不屑一顾，我把目标定在"打破大赛纪录"上。不过，现在我对自己能不能跑完这场赛事都打了个问号。

方法只有一个：爬起来，继续跑。人生中遭遇任何困难，解决方法永远是努力向前走！我的两片肺叶尖叫着，索求更多的氧气，肌肉哭喊着，濒临崩溃的绝境，但我始终相信答案就在我的心里。我的肌腱哀求着要休息，身体也亟须立刻停下。以往，意志力总是源源不绝、支撑我继续向前，但这次它们却不见了。到底出了什么差错？

跑步是我的职业，我的最爱。可以说，跑步就是我的生命。我选择跑步作为我的工作和毕生的事业，在跑步的道路上坚持不放弃。跑步，更是一位从不犯错、残酷无情的心灵导师。在人生旅途上碰到挑战，我都用跑步中的心态面对。

超马跑者的必备条件：绝对的自信与谦逊

严格说来，我是个超马选手。我参加的比赛都超过了马拉松标准距离：26.2 英里。更准确地说，我打造出一种职业，工作内容是参加超级马拉松比赛，并赢得冠军。这些比赛都至少有 50 英里，通常是 100 英里，有时候长达 135 或 150 英里。有的比赛我一路轻松领先，有的比赛我跟着大家从容跑在后头，等到最佳时机再一举冲刺。但究竟为什么，这样的我现在却倒在路旁狂吐，一步也无法向前？

以前的胜利，此时都不重要了。参加恶水赛之前就有人警告过我，这趟穿越死亡谷的路程，足足有135英里，实在是太长了，而且他们认为我还没休息够。毕竟，两星期前我才刚跑完一场难度超高、在超马界知名的西部百英里耐力赛，并且抱回冠军奖杯。也有人说，我的饮食方法无法为身体提供充足的能量，他们知道我这7年来只吃蔬果类食物。不过从没人提过我此刻真正面对的问题：我是否低估了恶水超马赛的难度？

有些超马赛的路线设在原始森林里，蜿蜒向前，路旁溪水潺潺，野花芬芳。有些超马赛在凉爽的秋天举行，有些在乍暖还寒的早春开跑。还有些超马赛让我倒地不起，就像这场，它的正式名称是"恶水超级马拉松赛"，参赛者称它为"恶水135"，并且有"地球上最难赛跑"的称号。

但我从不在意这些闲言闲语，我自认为跑过更多更困难的比赛——冲刺速度更快，路途更艰辛。我曾在大雪中狂奔，在暴雨中飞速向前，也曾在世界某个偏远角落拿下冠军。我曾踩着松动的石头，登上海拔4 200米的高峰，涉水穿过冰冷的溪流，像跳房子一样跃过一座座巨石。连鹿群都可能失足的路径，对我来说是家常便饭。

没错，恶水超马在一年当中最炎热的时节举行，地点选在低平的死亡谷。是的，恶水超马恶名远播，据说某年某家鞋厂赠送新款跑鞋给所有的参赛者，结果大家穿鞋上路，鞋底竟然被灼热的路面烫化了。

不过这些都只是传说，对吧？我承认恶水真的很热，路程也比我参加过的大部分比赛长，可难关也不过就那几个：险恶的地势、严酷的气候、激烈的竞赛。我早已习以为常。细数我参加过的超马赛，人们恐怕不光会对我肃然起敬，说不定还会怕我三分。恶水赛呢？许多知名的超马选手都没有跑过，因为死亡谷听起来太不祥了，搞不好还可能送命。在优秀的超马选手中，流传着关于死亡谷危机四伏、死神虎视眈眈的传说。超马选手最喜欢讨论这些，不过我左耳进，右耳出，没必要惦记着这些传闻。

对于这场恶水赛，我也是有备而来。做我这行的人都知道，准备不足等于自我虐待。我买了一组工业用洒水器，准备定时站进去降温。衣裤都是隔热材质，由 Brooks 公司特别定制。开赛后的前6小时，我每小时喝进1 800毫升水。可惜这些预防措施只能顾及身体，却无法强健我的心志。身为一位超马选手，心志远比一切外在事物重要。

超马跑者的必备条件，是绝对的自信与谦逊。想赢得冠军，首先必须相信自己能够胜利，打遍敌手；同时也要提醒自己，全神贯注才能称霸群雄。稍有一点分神、偷懒或闪失，都有可能让你输了比赛，甚至更惨。

而这一次，难道是我太自负、太高傲了吗？

方法很痛苦，却很简单：跑到你跑不动为止，然后，继续跑。

刚开跑没多久，一名海军陆战队员在17英里处就弃权了。我跑过他身旁的时候他向我行军礼，显然是听说过我的辉煌赛绩。另一位常参加沙漠比赛的老手，在30英里处发现自己的尿液竟然黑得像咖啡，也宣告弃赛。这人也认得我，但此时我的光荣事迹根本派不上用场，先前的自信也找不回来了。

目前领先的是一名50岁的港口领航员迈克·斯威尼，他喜欢高崖跳水，训练项目甚至包括撞击头部。紧追在后的是48岁的加拿大人费格斯·霍克，他是机场的行李搬运工，喜欢引用哲学家尼采的名言。

体育记者封我为超马神将。他们说的是我吗，还是我骗了他们？

人性就是如此。当我们陷入困境的时候，难免会自问：为什么自己会落到这步田地？老天为什么要让我这样难过？只有那些大圣人或者大笨蛋才会把痛苦当成挑战，把失去当成祝福。我知道，当然知道，我选择了一项必须长时间煎熬的运动；我也知道，超马圈子是由一小群随性的男女组成的，在这里你的地位是由你忍受痛苦的能力决定的。对我们这些跑超马的人来说，跑到出现幻觉、不断呕吐，就好像少年棒球队员身上沾了青草一样自然。对我们这些常跑50、100英里或更长距离的选手来说，磨破皮、趾甲发黑、身体脱水都是一路必经的过程。

跑一般的马拉松能赋予你平静的心灵，让你忘却日常琐碎杂事，找到解决问题的方法。跑超马赛则会让你的脚上出现严重的水泡，甚至必须拔除趾甲才能纾缓患处的压力。曾有位超马跑者甚至在比赛前动手术摘除趾甲，免得在赛事中出现困扰。超马赛中，抽筋简直就不值一提。碰到打雷？当成看风景嘛，除非这个雷击距你近到让你毛发竖起；高原反应性头痛？把它当流汗就好（当然也有例外，有位跑者在科罗拉多州比赛时因为脑动脉瘤破裂而猝死）。我们要是不能忽略、接受疼痛，就得吃止痛药压过它，有些人甚至冒着生命危险吃布洛芬——跑步时会大量流汗，在这种情况下吃太多布洛芬可能引发肾衰竭，让你的脸色惨白得像鬼。足够幸运的话，倒是会有直升机载你到最近的医院急救。引用我的好伙伴、一位超马选手兼医生说的话："疼痛有大有小，不是所有疼痛都会要命。"

超马选手在天亮时鸣枪起跑，历经黄昏、月夜，转眼又是日出日落、月亮高升。有时我们因体力透支而脚步不稳，因皮肉之痛而不支倒地；

有时我们轻而易举穿过崎岖小径，如有神助般攀上900多米的高山。尽管挫伤了骨头、擦破了皮肤，我们仍然忍耐着继续跑。方法很痛苦，却也很简单：跑到跑不动为止。然后，继续跑。重新补充能量、打起精神，然后冲刺。

其他运动有具体的防护措施，而超马的防护原则却是：只要不跑死就好。当然，超马赛设有定点补给站，以此监控选手状况，有的主办单位会协助监控，并供给食物，提供休憩场所与健康检查。大部分比赛也配有陪跑员，他可以在比赛后半段陪伴跑者（但只准许从旁提供建议、引导跑者前往正确的方向，不能帮忙背水或食物）。超马选手多半也会自备后勤补给团队，他们帮助选手补充食物、水，告知其他选手的状况，给濒临崩溃的选手加油打气，来剂强心针。

几乎所有的超马比赛都要求选手一直跑，也就是说，开跑后不会暂停计时，也不会像环法自行车赛的选手，可以在某处享用丰盛美食，然后香甜入眠。超马选手没这种待遇。超马赛的精神，它最具挑战和迷人之处就在于：其他人撑不下去的时候，你继续跑；其他人休息的时候，你开始冲。

问题来了：其他人休息，我不能休息。但我却在这里停下来了，再也跑不动了。

运动员应该摄取动物性蛋白质补充营养？

我的好友兼补给团队成员瑞克说，他相信我爬得起来。他错了。到底是哪里出问题？训练方法错误，还是没休息够？比赛进度没安排好？我的心理建设不够？和饮食方式有关？或者只是我想太多？

超马赛的时间很长,思考的时间很多——如果你不用留意出没于山间的狮子,不用躲避大雨,不用花时间回应咧嘴笑的石头,不用回答说话又快又模糊的大树(这些景象真实到让你以为这并不是幻觉)。在比赛中停下脚步会让你有更多时间思考。或许我只是想休息一下。也许我注定要躺在这片沙漠中,质问上苍,为什么要在火炉里跑步,为什么要自讨苦吃。

直到最近我才开始了解自己开始跑步的缘由。童年,我在森林间、屋子旁玩耍乱跑。青少年时,我为维持体态而跑步。随着年岁增长,我用跑步沉淀心灵。我跑步,并保持跑步的习惯,正是因为我领悟到:一旦你开始做某件事,而且一直没有放弃,你就得继续做下去。这是生命的真谛,也像超马赛事一样,没有回头路,只能向前跑。

最终跑步成了我的职业,它让我身心舒畅,让我不需要为债务和疾病烦恼,让我远离生活的烦琐。我热爱跑步,也热爱其他和我一样的跑者。我喜欢挑战自我,什么都比不上抵达终点线或熬过艰苦训练的成就感。而且,因为跑步,我有了些名气,也有机会现身说法,告诉大家健康生活、规律运动、克服困难以及合理饮食的好处。富不富有、住在哪里并不重要,重要的是如何生活。一次次的超马壮举,赐给我勇气克服生命中所有障碍,而生命就是要跨过一道道难关,勇敢向前。

有没有什么方法可以弃跑又不会被别人嘲笑?

瑞克鼓励我:"以前你都撑过去了,现在也可以的!"

我颇欣赏这种乐观,也喜欢这股傻劲。

若是在其他时刻,其他夏夜,或是其他比赛,我可能会仰望星空,赞叹满天星斗;若是在白雪皑皑的内华达山脉,我可能四处张望,像个满腹苦水、驻守在沙漠尽头的哨兵,并非因失败而愁眉苦脸,而是震慑于这壮丽的景象。我可能会一步步往深山走去，释放出善意，直到山神伸出双手欢迎我的到来。

"我的胃，"我痛苦地呻吟着，"我的胃。"几位队友建议我爬进他们一路上带着的那个棺材大小、装满冰块的冷藏箱，好降低核心体温。不过我已经试过了，没用！瑞克要我抬高双腿，说这样可能会舒服点。他还要我尽可能退到路边，别让其他选手的陪跑员看见我的窘境后转告他们的选手，使他们信心大振。瑞克难道不知道其他选手早已得知消息了？我，那个声名远播的英雄，已经连路都走不动了。

停下来感觉其实还不错。没有想象中那么丢脸，让我开始好好想想自己的傲慢。

假如现在是电影的场景，我应该是闭着眼睛，耳边传来病榻上的母亲气若游丝的声音，她说她爱我，她知道我可以尽情朝着梦想迈进。我听到这番话会觉得好惭愧。随后，我会听到父亲用权威十足的语气说："你去做就对了！"我还可能会用肘部把身体撑起来一点，眼睛还是闭着，心里想着那些嘲笑我是"皮维先生"的中学同学，然后他们会变身为另一批人，这些人自我决定以跑步为生的那一刻起，就不断对我指指点点，他们一向不看好我，认为我根本不是个对手，只是个不识好歹的门外汉。下一段画面中，我会跪地，接着灵光乍现，想起自己是谁——超马选手！然后我站起来了！抬头挺胸，刚开始是慢走，接着跨步向前，跑进漆黑的沙漠之夜，追着前面两位资深跑者，如同一匹跟踪野鼠的狼。

可是，现在我好想继续吐，却只能一味干呕，空空的胃中榨不出任何东西了。死亡谷的酷刑持续进行。

队友和好友都劝我闭上眼睛睡一下，可我不肯。我凝视着天上闪烁的星星,渐渐地,所有人都和这片沙漠一同消失。脱水和昏厥会产生的症状之一,就是看不见周围的情况。所以,我现在就是这样吧?仿佛从隧道的入口看见远处一个微小的亮光,那里有浩瀚无垠的星空。

他们叫我喝点水,但我动弹不得。我想,不会吧,这种事不会发生吧。空中传来一个声音,是我的声音,回音般说出我刚刚在想的话:不会吧,这种事不会发生吧。

星星没理我,自顾自地或明或灭。超马世界的另一种乐趣是:无边的天空与广阔的大地完全漠视个体的痛苦。我犯了错?此刻还不是最糟糕的,我也不是星星间的话题人物。或许这样可以让我学着更谦卑。或许退出比赛、承认失败反而能让我重振精神。或许抄近路也是一个选择。

如果能抄近路,如果能够弃赛,那有多好!

教练和医生都说,运动员应该摄取动物性蛋白质补充营养。我是不是早就该听这些话?我是不是应该少训练一点?我还以为自己是钢铁超人啊!我又闭上眼。

我从小在修女和母亲的温柔教导下长大。母亲曾受法国卢尔德市的圣水洗礼,希望天主教圣水的恩赐,能让她的双腿摆脱轮椅束缚。现在,换我无法逃离地面的束缚了。

我向来就不是跑得最快的选手,但自认为是最强悍的选手。或许,接受自己的局限,才是最强悍的表现吧。或许我待在原地并不代表我软弱,而代表我很坚毅。或许,接受自己的局限意味着我选手生涯的结束。不过,我到底在想什么?如果我不继续跑的话,我会是谁?

我再次望着星星。星星什么也没说。

然后,从沙漠中传来了声音。一个熟悉、苍老的声音。

"躺在地上，这副样子就想拿冠军？呆瓜杰①，你给我起来！"

这是我老友达斯汀的声音。我笑了。不管在哪里，他总是有办法让我发笑。

"去你妈的！给我起来！"达斯汀怒吼。

我爬不起来。起不来。

"我告诉你，斯威尼已经瘫掉了！你快点起来！你要赢！我们要赢！"

我看着老友。难道他看不出来我已经赢不了任何人了吗？

他蹲下来抱住我，我们两人的脸挨得很近，四目相对。

"你想成功吗？呆瓜杰！你想成功吗？"

---

① 此处称尤雷克（Jurek）为"Jurker"，音近"Jerk"，有笨蛋、浑球等意思。

斯科特独门素食
日式饭团

有一次比赛，我请一位日本选手让我看看他比赛时随身携带的用品。幸好我问了他，因为那是我第一次见到海苔饭团的真面目，也才知道原来米饭能帮助调降体温，尤其是在像死亡谷这样酷热的环境里。米饭的成分是碳水化合物，不太甜，不太硬，易于消化。饭团也富含电解质与盐分（来自海苔），是日本很流行的便携食物。现在，许多亚洲的便利店也出售饭团。若不吃黄豆，可以用姜片或酸梅酱代替味噌。

原料：

寿司米　2 杯[①]

水　　　4 杯

味噌　　2 茶匙[②]

海苔　　3~4 片

先煮好米饭，冷却。用小碗装满水，把双手浸湿，以防饭粒粘在手上。用双手将 1/4 杯米饭捏成三角形，再将 1/4 茶匙味噌均匀涂满三角饭团的某一面，再拼上另一个 1/4 杯的三角饭团，并确定味噌没有洒漏出来。海苔对半折再撕开，用半片海苔把饭团全部包起来。重复上述步骤，把剩下的饭、味噌、海苔包成饭团。上述材料可以做出 8 个饭团。

[①] 1 杯约为 240 克或 240 毫升。
[②] 1 茶匙约为 5 克或 5 毫升。

2

你去做就对了!

1980 年，明尼苏达州，普洛克特市

> 世上唯一真实的界线，是你人生那条起跑线。
> ——伊斯雷尔·内贝克（美国 Blind Pilot 乐队主唱）

我坐在厨房的小凳子上，母亲递给我一支质地粗糙的大木匙，要我搅拌碗里的面糊。面糊实在太硬了，她叫我双手并用，我还是搅不动。突然间，那团面糊动起来了！原来是母亲用双手握住了我的手，和我一起搅动。白白的糖和黄黄的奶油，一圈又一圈地旋转着。我好高兴，假想这是我自己做到的。这是我最早的一段回忆。

我小时候以为妈妈很有名。她在一家微波炉公司上班，负责向家庭主妇介绍怎么使用微波炉这个神奇的新发明来烹饪培根、做出巧克力蛋糕。明尼苏达州蛋类协会曾请她上广播节目谈蛋料理，她也因此得到机会拍电视广告、主持电视料理节目。她的名言我至今深信不疑：就算你不是名厨，也可以做出美味佳肴。她亲手为我们做菜：香烤五花肉、烤鸡、酱烤牛排、土豆泥，这些菜从削皮到搅拌，她从不让人插手。

印象中，小时候，厨房窗台边永远有一个刚烤好的水果馅饼，饼皮与水果的浓郁香味溜进厨房，围绕在我和母亲身边。

有人说，人类与食物之间存在着一种最原始的联结；有人说，如果我们食用自己种植的蔬食，就会和我们脚下的土地及生活在这片土地上的其他人，建立起一种深刻的关联。还有人说，我们亲手捕捉水里的鱼，清理干净后加以烹饪，整个过程就是一种神圣的家庭盛典。以上这些我都没听过。不过母亲倒是要求我们吃晚餐时都要在餐桌旁坐好，花一个小时好好吃顿饭。假如有人称赞她没有用现成饼干粉而是自己动手做饼干，那她大概会认为那人在说疯话——自己动手做饼干再正常不过了。

我当时不明白，但其实母亲的言传身教让我学会了许多与食物相关的知识，明白了食物与爱之间的关系。我们一起做菜的时候，母亲向我讲述她的大学生活，说我以后也会上大学。如果父亲不在家，她就叫我去拿棒球棒，带我去后院，在花园旁边给我抛球。她说我的努力让她很骄傲，劝告我不要被父亲烦忧过度的脾性影响。

在我们家，不是只有父亲会出手管教。如果我犯了错，母亲会用那把搅拌面团的大木匙打我。她不让我看太多电视——一星期只能看5个钟头。至于足球赛，她则要我选择看上半场还是下半场，我总是选下半场。

已经想不起第一次见到罐子从母亲手中滑落是什么时候了，大概是我9岁那年吧。又过了一段时间，她的手已经没办法拿东西了，一拿就掉。那双曾经稳健的双手，现在拿着刀子都会不断颤抖。有时候，她只要一站在厨房流理台边，就会表现出害怕的样子。如果她发现我在看她，她就眨眨眼，莞尔一笑。

另有一段我6岁时的记忆：我正在屋外堆木柴，有辆车停在了门口。我知道这一定不是邻居的车，我们家就住在森林旁小路的尽头，离最近的小城有5英里，距离明尼阿波利斯市更远，得再加上150英里。我家附近所有的车都逃不过我的法眼——这辆车是谁开的，哪对兄弟姊妹在车后座打闹得不亦乐乎，我一眼就看得出来。

这是我一个朋友的车，从小城开来。他想跟我玩，所以他妈妈就开车带他来找我。我忘形地大叫，立刻冲向那辆车，但一道冷酷的声音从身后传来。

"堆完木柴才可以玩！我看，大概还要两个小时吧。"

是父亲的声音。我明白我最好乖乖听话。我只好小声把情况告诉我朋友，他又告诉他妈妈。他妈妈看了我一眼，又看了我父亲一眼，便开车呼啸而去。我走回去继续堆木柴。

做完家务的空闲时间，父亲偶尔会带我去森林里溜达。我7岁时的一天，妈妈在家休息，那时她已常感疲倦。我和父亲走在林间，他从地上抓起一把沙土，让沙从粗厚的指间流下。他给我讲了一个故事：有一天，世界上最聪明的两位科学家在森林里散步，上帝突然从树林里现身，问他们："你们这么聪明，可否像我一样，凭空变出沙土来？"我清楚地记得父亲讲这个故事时脸上的表情，虽然微笑着，但带着浅浅的悲伤。我猜，他想告诉我：生命里有些事，哪怕费尽心思也无从找到答案，我们只能学着接受。

我8岁后，与父亲漫步林间的机会更少了，因为我老是忙着做家务，在屋子后面的大花园拔掉杂草、挑开石头、堆好木柴，然后整理厨房、煮饭做菜。要不然就是照顾5岁的妹妹安杰拉，看看她有没有吃东西，再看看3岁的弟弟葛瑞格有没有淘气捣蛋。

我 10 岁的时候已经可以独自做出一锅炖肉。有时我吵着不想去捡石头或堆木柴，父亲就会咆哮："你去做就对了！"几次之后我就再也不抱怨了。

父亲并非永远一板一眼的。有时他很体贴，有时会想办法替我找点乐子。例如他会向我发出挑战，看我 10 分钟内能搬运多少木柴，或 10 分钟内从后院捡出多少石头。我那时不了解他的用意，但长大后却体会到他的教导：如果采用比赛的形式，就能让最平凡的工作转变成新鲜刺激的事；虽然费尽心力才完成使命，但会得到难以言喻的喜悦。

重复性的体力劳动也有乐趣

10 岁时父亲给我买了一把点二二口径的步枪，胡桃木亮面枪柄，抛光枪管。他教我打猎、去皮、清除内脏。那时，我已经能在河里捉到白眼鲈，并去除内脏后洗净。

我采蓝莓的技术也一流。采蓝莓是我们家族成员必经的成长仪式，每个人满 6 岁后就会被奶奶带去采樱桃和蓝莓。堂哥堂姐总告诉我采摘有多好玩，却没告诉我蓝莓生长的沼泽臭气熏天，蚊子多得吓人，日光很烈，而且要爬很高的梯子才采得到樱桃（我果然摔了下来）。

采摘的时候我一直哭，吵着要回家，不过这是不可能的。奶奶就是这样严厉地把我父亲教养大的。和她一出门就是好几个小时。如果换成跟爷爷去钓鱼，即使觉得无聊，也还是得继续待在那里。在这些冗长乏味的工作当中，我慢慢变得有耐心。更可贵的是，我学到了怎么在消耗体力的重复性劳动中找到乐趣。

当然，我毕竟只是个小朋友而已，不可能永远保持好心情、永远忍耐。但我却能够完成这种乏味又重复的工作。为什么呢？

你去做就对了！

父亲同时兼两份工作。白天做管道工，晚上在家附近的医院当维修工人。我知道我们到杂货店买东西时使用的"折价券"，其实是政府发的济贫食物券，我们家吃的奶酪是政府资助的。我也知道，父亲虽然认真工作，还是无法应付家中开销。电视坏了，我们整年都没买新的。我们有两辆车，但其中一辆永远发不动，而有时候两辆都不能开。我还知道，母亲越来越容易疲倦，我们家的花园越来越小，不过父亲贴在冰箱门上的家务清单——一张方格纸，上面写着分配给我和弟弟妹妹的工作——却越来越长，写得密密麻麻。其他小朋友都不必在33℃高温又潮湿的天气下除草、割草；他们出去玩之前也不用先做两小时家务。母亲已经不再去后院和我玩球了。她为什么这样？我想最好还是不要问。

母亲的病情越糟，我要做的家务就越多。我越忙，就越想知道为什么现实会是这样。妈妈为什么会生病？她什么时候才会好？爸爸可不可以不要这么凶？为什么学校举行例行的头虱筛检时，护士总是特别替我检查两遍？是因为我们家住在乡下，还是她觉得我们家太穷？

小学三年级的夏天，情况更糟了。那天，天气晴朗炎热。父亲值完班回家就要带母亲来看我打棒球。我守左外野，演出一记漂亮的接杀，立刻把球传回内野。就在这时，一辆奥兹莫比尔旅行车停了下来，父亲从驾驶座开门下车，乘客座的门也打开了，但那扇门开得好慢，接着，正在下车的母亲竟从车里跌了出来，父亲飞奔过去扶住她，搀扶着她走了30米才到看台。

我整个人呆住了，出神地看着他们小心翼翼的脚步，连本垒换了两个选手都不知道。那一局就这么打完了，而我还呆在原地看着他们。

家务清单拉拉杂杂，越来越长。我们知道母亲病得不轻，休息的时间越来越多。我六年级的一天，父亲跟我说母亲要接受专科医生的治疗，或许他提到了"多发性硬化症"这个病名，但对我来说这只是字母的组合，现实无法改变，妈妈的病情也无法改变。我只有在认真思考这件事的时候，脑中才会闪过"多发性"之类的词。她以后要常常去明尼阿波利斯市看医生。父亲说：凡事都要抱持希望。

某天，有位物理治疗师来家里照顾母亲。我们得知，母亲的病情不可能缓解，她也永远不会康复。从此，她再也不用去明尼阿波利斯市看专科医生了。

那时我已经会做肉卷和土豆，会把木柴劈好再整齐地堆起来。弟弟和妹妹的午餐是我做的，妈妈在房子里走动的时候需要我搀扶，我也会帮她做一些物理治疗师教的复健运动。

我很希望那时的我能够说：我好喜欢做家务哦，我好高兴上天赐给我机会照顾爱我的母亲。但事实是，这些工作烦死了，而且我对母亲的处境好懊恼。我和弟弟妹妹都不敢说什么，原因当然是父亲，他以前在海军当过兵，非常强调纪律。我知道他为了这个家已经心力交瘁了。不要问为什么，去做就对了。弟弟妹妹，特别是我，都提心吊胆地过着日子。有一次我花了一个小时把木柴堆好，他走过来只吼了一句："怎么堆得这么乱！"接着一把将柴堆推倒。我只好重新来过。

我待在森林里的时间越来越长。我用父亲不要的碎木柴铺设出小径和通道，直达秘密的森林基地。一有机会，我就带着那把胡桃木枪柄的步枪或钓鱼竿出去溜达。很多时候我空着手，独自一人走在阴凉的树荫下，直到熟悉了通往每一棵树的行迹。

我想父母当时应该不知道——我自己也不知道,不过他们教会了我如何成为一个耐力运动员。我从那时起开始跑步,也渐渐学会了承受压力。

开始跑步

要跑得有效率,需要技巧。要有效率地长跑,需要极强的技巧。但跑步的美妙之处在于:开始跑步,根本不需要任何技巧。想成为跑者,只要踏上小径、深入林间就可以。人行道,街道,到处都是跑道。如果只能跑50米,就别勉强自己跑更远。每天进步一点,明天多跑一段。这项运动会让你重获运动带来的愉悦,如孩童一般恣意玩耍。跑步就应该这样。

刚开始跑步时,别在意速度或距离,用五到七成体力慢慢跑。想知道自己体力的极限,最佳方法是找个好友,边跑边聊天。如果喘到说不出话来,表示你跑太快,体力负荷不了。跑步也可与走路交替。不要害怕走上坡路。练习一段时间后,可以增加路程长度。长距离的慢跑能增强心肺功能,促进血液循环,提升代谢率。

斯科特独门素食
明尼苏达式土豆泥

小时候，我每餐都会配一杯牛奶，全家就数我能把土豆泥堆得最高。直到现在我还是喜欢牛奶和土豆泥，不过我已经改喝自制米浆了，它与牛奶一样香醇浓郁，但比较便宜，也不会产生包装垃圾。米浆是最舒心的食物。

原料：

中等大小的土豆	5~6 颗
米浆（食谱如后）	1 杯
橄榄油	2 汤匙①
海盐	1/2 茶匙
磨碎的黑胡椒	1/2 茶匙
辣椒粉（依个人喜好）	

土豆洗净后，视个人喜好削皮或不削皮。将土豆放在锅里，注水至高出土豆约 2.5 厘米。水煮开后，盖上盖子，转小火煮 20~25 分钟。用叉子确认土豆是否软烂，如果很容易叉入，表示已煮熟。

捞出土豆，沥干，用捣碎器或手动搅拌器捣碎。之后加入其他食材，继续搅拌至土豆呈现乳脂状。喜欢的话可再多加些调味料，或多洒一茶匙的盐、胡椒、辣椒粉。上述原料可以做出 4~6 份土豆泥。

---

① 1 汤匙约为 15 毫升或 15 克。

米浆

原料:

糙米饭或白饭	1 碗
水	4 杯
海盐	1/8 茶匙
葵花油	1 茶匙（依个人喜好）

将米饭、水、盐放入榨汁机，高速搅拌 1~2 分钟，直至米浆滑顺。如果想要口感更绵密，可加入葵花油。倒入水壶等容器中，盖上壶盖，放入冰箱冷却。米浆可以保存 4~5 天。这些原料能做出 5 杯米浆。

3
为自己好而跑

1986 年，卡里布湖邀请赛

> 你永远不会知道自己到底有多坚强，直到坚强变成你人生唯一的选择。
>
> ——佚名

那时我只是个四年级的小朋友，而且正在面临困境。

有 14 名选手跑在我前面，场上总共也才 25 名选手。我呼吸急促，脚已经抽筋了，两旁的选手跑步时不断前后摆动手肘，害得我没法超前，其他人则紧跟在后，不断推挤。

那是一个略有寒意的秋日傍晚，暗红、橘黄的落叶铺满了驯鹿湖畔。比赛地点在明尼苏达州的驯鹿小学，黄色旗子标示出长达 0.75 英里的赛道——绕行驯鹿小学棒球场和足球场一圈。其他选手呼出的热气，在北美冷飕飕的森林里凝成了云。我穿着母校圣罗撒天主学校褐红色和金色相间的 T 恤和蓝色棉质长裤，裤腰处有母亲缝制的金色条纹和松紧带。

那时我无法继续参加少年棒球队了，因为家里离市区实在太远，父亲工作又忙，没办法开车送我。我也不能继续踢美式足球，因为买不起装备。所以只好选择跑步。我又高又瘦，又从不抱怨，因此学校派我参加校际杯的赛跑。但我从没跑过这么长的距离，速度又慢，因此跑到中段时我已经名列第二十位，也就是倒数第六名。

但我继续跑，没问为什么，质疑没有用，去做就对了！那几位在我身旁摆动手臂的选手渐渐被我超越，落在我视线之外。我继续跑，后面已经没有人推挤我了。抽筋的状况越来越严重，我喘得上气不接下气，不过还是继续跑，闯入那些原本在我前面的选手群。我听到有人对我大喊，可是我快步超越了他们。前面只剩下5个人。最后400米时，只剩下4个人。接近终点时，只剩下1个人了。

最后，第一名不是我。前面那位选手的速度简直超出我的想象。我那时根本不敢奢望挑战冠军奖杯（一直到很久很久以后才敢），不过，在那寒意弥漫的秋天傍晚，我发现，那些小朋友会越跑越慢，而我却可以积蓄力量。

跑步可以让人抛开一切杂念，完全放松

小学六年级，快要进入中学了。我那时学会了专业的单手打蛋手法，用食指和拇指捏着鸡蛋往锅边一敲，就可以打出一颗蛋。我洗衣也很厉害，知道要把有颜色的衣服和白衣服分开，在60分钟内洗完衣服、烘干，再折得平整无皱褶。我可以连续做100下仰卧起坐，也可以跑到马路上再跑回家，连续来回3次（弟弟妹妹会坐在我脚上帮我计数，也会帮我计算来回跑步的次数）。我会煮意大利面、猪排、砂锅金枪鱼面,会用土柏编成花环(让弟弟妹妹拿去卖,5元一个,做零用钱)。我学会了轻轻拍打或抚摸小宝宝的背部,让他们吃完奶之后顺利打嗝,也会给婴儿换尿布(这两项技巧,是在弟弟和妹妹身上练出来的)。我也熟悉篮球的防御战术,知道怎样投出完美的曲球——这两项技巧完全是从书上看来的,由于交通不便,我无法加入篮球队或棒球队,不过我还是从书本上学会了。

刚升七年级,我的愿望是做第一名,我要完美。母亲日渐衰弱,做事越来越吃力——她要做复健,要努力让孩子们每餐营养均衡,还要想办法为我们的假日增添点小乐趣。正因如此,我想做得更好。我们做过墨西哥式的结婚蛋糕,做过圣诞节挤花饼干,我们用挤花器挤出各种形状,染上食用色素,撒上糖粉来装饰。轮到我擦干碗盘时,我想比家里任何一个人都擦得快。轮到我将现捞的白眼鲈裹上面包粉,放进奶油里炸的时候,我想做出世上任何人都没尝过的美味。我努力读书,表现优异。但这样还不够,我想拿到最好的成绩,可这样也满足不了我。学校每个月举办阅读能力测验,我一直想第一个答完。我的死党丹也想做第一,他每次都比我快,这让我很火大。于是我偷偷观察,终于发现他的答题技巧:他像轰炸机般扫射所有题目,遇到答不出来的题目就先跳过,直接做下一题。我和他不同。我遇到不会的题目,一定会停下来跟它慢慢耗,用光剩余的时间也在所不惜。我绝对会把事情做对做好。正因为如此,我从来没赢过丹。我眼里容不下任何差错,不管代价是什么。

只有在森林里面时候,我才能放松。在那里,我不用争第一,可以跑跑跳跳,想做什么就做什么。树木不会在意我有没有努力,有没有把家里的木柴堆整齐,或是我能跑多快。这些都无关紧要。天空不会把照顾母亲的责任全部交给我,大地也不会考验我。在森林里,只有我自己,只有风的叹息和一片静寂。我独自带着满腹的疑问,以及留白的答案。这些留白在森林里一点都不会让我焦虑。我的志向是成为野生动物巡守员。

好多年后,父母拿我小时候写的作文给我看,里面写到我想当医生,但我根本不记得自己写过这些。我只希望母亲的病能好起来,仅此而已。

每个人都希望母亲能康复,但我们能做什么?能带母亲出门吃一顿丰盛的晚餐,这就很好了,但只有在特殊节日或父亲加薪的时候才有大餐。能买台计算机给母亲,也是不错的事,但父亲嘴上说了好几年,却从没买过。我八年级的时候,他终于买了台苹果第二代计算机。

我努力想帮忙做家务。我报名参加海报与着色比赛,头奖是名牌冰激凌连锁店提供的45升冰激凌,最后果然赢回这些多到吓死人的冰激凌。我后来还勇夺明尼苏达州渔猎部主办的海报大赛冠军,父母乐坏了。妈妈虽然高兴,但她依然很疲倦。父亲会说"你妈妈感冒了",或者"她今天确实需要休息"。

我在学校里学到,如果把青蛙放在冷水中慢慢加热,哪怕水已沸腾了,青蛙也不会跃出水面,因为它没有注意到环境的缓慢变化。这不正是我的情况吗?我们家并不是一夕之间遭逢巨变,母亲并不是突然被诊断出多发性硬化症。即使母亲身体硬朗,父亲性情温和,我可能依然有无穷无尽的少年烦恼。谁知道呢?

我的大脑可以发出指令,让血压降低

12岁那年体检,医生帮我量血压的时候吓了一大跳,他深深吸了一口气，再量一次，更深地叹了一口气。他把我请出诊室，单独与父亲说了一番话。接着父亲带我去看另一位专科医生，那位医生要我坐着量，躺着量，站起来量，至少量了3遍血压。他问我睡得好不好，有没有晕眩昏厥，我老老实实回答说，一切都很好。不过，我们离开医院时，父亲满脸不安，我也跟着害怕起来。

回到家里，父亲叫我去外面玩，他要和母亲讲话。这下我更怕了，父亲从来没有这样回避过我。两人谈完后，父亲叫我回家，告诉我：从现在开始，每天早上我都要吃药。

"为什么？"我已经好几年不敢这么大声地回呛他了。

"你血压太高了，"母亲说，"吃这个药会有用。"

我知道吃药代表什么，因为妈妈天天都在吃药。我不想吃药。我说我绝对不吃，而且我自己就可以控制血压，我会去读相关的书。母亲微笑看着我，父亲则露出一种我从没见过的无助表情。

他们还说，不光要吃药，从现在起也不准吃盐。这下真是晴天霹雳。我最爱的"汤厨鸡肉汤面"没了，我最爱加成堆奶油和盐的土豆泥也没了（我很讨厌吃蔬菜，除了罐装玉米粒、生胡萝卜和土豆，其他蔬菜一律拒吃）。

我坚决不肯。我想尽办法说服他们：我一定会认真研究解决方法，我会打败高血压，希望他们给我机会试试看。他们当然不同意。

第二天晚餐后我看到好大的一个白色药袋，上面写着我的名字。药袋放在浴室柜上，跟母亲的药放在一起。父亲把药袋拿下来交给母亲，这时我放声大哭。

母亲来安抚我："乖儿子，你要吃药，这是为你好呀。"

你去做就对了！不过，到底为什么？我放声大吼，不断尖叫。她把药从袋子里拿出来，看着我，然后叹了口气，把药放回袋子里。

"我们会解决这件事的，好孩子。你要乖乖听话。"

接下来那个星期，父亲带我去另一家医院。医生把灯关掉，让我想象自己正在一个很喜欢的地方。于是我想象自己在夏天的森林里——绿荫繁茂，四周寂静无声。医生又叫我闭上双眼，好好待在那片森林里。过了一段时间，他打开灯，请父亲进来。

"你儿子可以自己控制血压呢，"医生说，"如果能在小儿科医生那里再展示一次，吃药的事情就可以缓一缓。"

那天晚上，父亲叫我不要总那么"紧张"，要我多放松，说我年纪还小，不用去想拯救世界这种事情。我父亲的个性其实很复杂。他说对我有信心，去小儿科看诊时一定能够再自主降低血压的。我自己倒没那么确定。父亲说，从小儿科医生那里出来就买副滑雪板送我。

第二天下午，在小儿科诊疗室里，我再次进入那片森林，回到那片浓绿、泥土与静谧中。展示过后，医生告诉父亲，那些药先留着，我还不必吃。医生没提到压力、冥想或用心智控制身体之类的话，是我自己发现了个中的奥妙。父母用血压计每周给我量一次血压，而那时我会闭上眼，想象树林中的宁静。我的大脑可以发出指令，让血压降低。还记得那时候我想，这个特异功能以后应该很有用——除了逃避吃药或是得到想吃的食物外，应该还有更多用途。

我早就知道，高山滑雪是给那些有钱人家的孩子玩的，那些就读于杜鲁斯市立东方高中的孩子，家境都很优渥，双亲不是医生就是律师，放假时就乘飞机去滑雪度假。我们称呼这些学生"蛋糕公子哥"。可是，父亲却给我买了那些人用的滑雪板——经典红白蓝的二手 K2 牌装备、二手滑雪靴和一对崭新的雪杖。我知道，父亲真的付出了很多。

那年的一个夏夜，父亲在晚餐时宣布，下周全家要到明尼苏达州北部的小木屋度假村旅游。到小木屋度假！他还说，度假时某天晚上会去芝加哥享用牛排大餐。我们将住在湖畔，可以在小木屋旁的湖泊或游泳池里游泳嬉戏，还可以钓鱼、骑水上自行车。那里也有充气船，我们可以自己开船在湖面上游荡，我和妹妹安杰拉、弟弟葛瑞格都觉得好像中了头彩！

但父亲没告诉我们，度假村里还有别的家庭。当大人集中起来谈事情时，会有社工来照顾我们小孩子。

我们小孩子被集中起来问了一系列问题，例如："母亲得了多发性硬化症后你的心情如何？"或是："家里状况如何？朋友同学到家里做客的时候，你有什么感受？"要不然就是："你会不会觉得跟别人格格不入？"我那时已经读过许多书，高血压、足球、烹饪方面的知识很丰富，却没读过任何有关多发性硬化症的文章。弟弟和妹妹表现得很别扭，什么都没告诉那些社工，我觉得他们可能感到害怕。我也没说太多话。我们家里，讨论事情时的气氛不是这样的。这样讨论有什么好处？有什么帮助？我早就体会到，再多的"为什么"也无法让母亲脱离现状。我没有和那里的一些孩子一样大哭大闹，我没有任何反应。妹妹只是盯着社工看，弟弟那时已经长大了，不停地拽我，问什么时候才可以回去玩船。这家伙，从小就是个麻烦人物！

事实上，那个当下我好像并没有太多复杂情绪，大概只剩"妈妈得了多发性硬化症，很可怜，但也只能这样，日子总得继续过下去"这种想法了。

斯科特独门素食
扁豆蘑菇堡

素食者如果担心找不到可以媲美牛肉馅饼的美味,不妨试试扁豆蘑菇汉堡。扁豆好处多多,富含蛋白质,容易烹饪,食用人口遍布欧亚非三大洲(美国爱达荷州很多人吃扁豆)。但这都不是重点。重点是,扁豆口感柔嫩、水分充足,一点都不输真正的肉类。从小自己动手烧烤食物的我,可以说是牛肉汉堡专家,我保证扁豆尝起来同样鲜嫩多汁。有时候我会为训练或比赛带几个扁豆磨菇堡充饥。

原料:

干燥的绿扁豆　1 杯(或 $2\frac{1}{4}$ 杯煮熟的扁豆)

水　$2\frac{1}{4}$ 杯

干燥的荷兰芹(即洋香菜)　1 茶匙

黑胡椒粉　1/4 茶匙

大蒜,切碎　3 瓣

洋葱,切片　$1\frac{1}{4}$ 杯

核桃,切碎　3/4 杯

面包屑　2 杯(做法请见附注)

亚麻籽(或亚麻籽粉)　1/2 杯

蘑菇,切块　3 杯

羽衣甘蓝、菠菜或其他冬季绿色蔬菜,去根　$1\frac{1}{2}$ 杯

椰子油或橄榄油　2 汤匙

葡萄醋　3 汤匙

芥末酱　2 汤匙

营养酵母粉　2 汤匙

海盐　1 茶匙

黑胡椒粉　1/2 茶匙

辣椒粉　1/2 茶匙

　　把扁豆、水、荷兰芹、1 颗蒜瓣、1/4 杯洋葱一起放入小锅中。开小火，锅盖仅盖一半，煮 35~40 分钟，煮到水收干，扁豆已软烂。

　　一边煮扁豆，一边将核桃、面包屑、亚麻籽放到碗中搅拌，再均匀混入营养酵母粉、海盐、黑胡椒粉、辣椒粉。

　　把其余的洋葱、蒜瓣、蘑菇、绿色蔬菜，加点油炒 8~10 分钟，先放到一旁备用。在出锅后的扁豆中加入葡萄醋、芥末酱，用捣碎器或木制汤匙捣压成泥。

　　把扁豆、炒好的蔬菜与面包碎屑等倒入大碗中，再次均匀搅拌。放入冰箱冷却至少 15~30 分钟。

　　依个人喜好捏出汉堡夹心层的形状，放到烘焙用蜡纸上。用长柄煎锅稍微煎一下，或每面在烤架上烤 3~5 分钟，至表皮稍微酥脆即可。其他还没烤过的汉堡夹心层可以放在蜡纸上，装进袋中，或用铝箔纸分别包住，放入冰箱冷冻。下一餐可即食。用这些原料可以做出 12 个 4 寸扁豆蘑菇堡。

　　附：面包碎屑的做法。

　　半条已放了几天的面包（我用的是杂粮面包），切片后，继续切成或撕成 2~3 寸的小块，放入料理机中打碎，变成面包屑即可。核桃也可以跟面包块一起打碎。

4

痛苦，只会带来伤害

1990年，往返亚多夫超市

> 千里之行，始于足下。
>
> ——老子（中国哲学家）

父亲买的那些二手滑雪器材，后来变成了我生活的重心。我热爱运动，中学时却没有加入校队。那年的圣罗撒天主学校六年级只有12个毕业生。我也想过要加入中学足球队或棒球队，但一想到得很晚回家，还得跟一群年纪大又壮实的同学搭夜班公交车，就会害怕。我个性内向，体型瘦弱，同学都嘲笑我是电视里的滑稽人物"皮维先生"。他们在校车上故意推挤我、笑我不敢跟他们打架。我想这大概是因为母亲总要我把衬衫纽扣扣到衣领，也可能是我的好成绩让同学们不是滋味。在明尼苏达州北部乡下人居多的学校里，努力读书一点都不酷。如果他们知道我花了多少时间狩猎、钓鱼，情况也许会不同。不过他们当然不知道，所以这种情况也没有改变。

有次在校车上我被啐了一脸口水，但我没有还击。这一拳还回去，无论打赢打输（我被痛扁的机会比较大），回家只会被父亲打得更惨。

跑步并不是因为它会让人感觉很棒

我七年级和八年级的时候参加了教会篮球队。教会里有人接送我，篮球队的制服也由教会负责（而且教会篮球队队员不会偷别人的午餐费）。在篮球队里，我的表现不算突出，虽然我知道假动作包围区域防守、开后门传球上篮等战术。我对篮球赛的记忆，总停留在母亲需要有人搀扶才能坐进观众席的画面。我痛恨这段画面。这样想有点大逆不道，但我就是讨厌母亲行动缓慢的模样。她让我们家变得和别人家都不一样，让我变成异类。去教堂时，我们都往前面座位走，父亲会说，你们小孩子先走，我待会儿扶妈妈过去。教堂里的每只眼睛都盯着母亲，看她步履蹒跚地走到教堂前方。

转眼我已升到高中二年级，学业成绩优异，也在"搁浅码头"露天烧烤酒吧打工，一开始只是个洗碗小弟，后来被提拔成为快餐厨师。我没什么朋友，不过能端出一道道好菜：虾、法式巧克力派、墨西哥辣豆酱、汉堡、奶油蛤蜊汤、费城牛肉芝士堡。我心里有个东西在燃烧，但我还不觉得那是野心，它太模糊，不够具体。我仍想了解为何我的人生是这样，仍想窥探未来自己会变成什么样。专心的品质让我在任何场合都无往不利，却无法让我找到答案。我也不确定"专心"是否能帮我找到答案。

一开始我以为答案是滑雪。高二那年学校组了男生越野滑雪队。我很喜欢野外，也认识到自己应该不会成为明星控球后卫或美式足球尾后卫了，于是我参加了滑雪队。滑雪队教练是个粗犷的挪威人，名叫格伦·索罗森，他教我们基础动作，带我们参加许多一输再输的比赛。升高三的暑假他要我们自己训练耐力，他说不论用什么方法，只要能训练耐力就好。我家没有自行车，也没有直排轮，所以我就用跑步来训练。

如果"搁浅码头"排我早班，我就下午跑步；如果下午要照顾母亲，我就晚上跑。每天我都跑得更远一点。有天我出门跑了4英里，回来又跑了4英里，父亲和母亲都好惊讶，父亲说："你该不会跑到亚多夫超市去了吧！"

我跑步，并不是因为它会让我感觉很棒。跑步时我会肌肉酸痛，脚上起水泡，途中还得找地方上厕所。那年暑假，我第一次体验了所谓"运动员腹泻"，发作时抽搐、肠胃翻搅、阵痛，接着直冲厕所；也是那个夏天，我跑在明尼苏达州北部的公路上，车辆从身旁呼啸而过。我喜欢运动自己的双腿，尽情奔跑，自由自在，随心所欲。为了滑雪，我跑步。

索罗森教练告诉过我们好多故事。他曾和他的兄弟到北极圈，连续好几个周末待在独木舟上钓鱼。他也曾徒步追赶野鹿，直到野鹿体力不支倒地。我认识的人中，只有他和我一样，常把"为什么"挂在嘴边，但接下来他会耐心回答自己的问题：为什么要进行短跑和长跑的交互训练？为什么手臂要这样摆动？为什么刚开始要跑在后面而不是领头冲？教练通常会提出疑问，再解答，但如果有人问了他答不出来的问题，他会更兴奋，因为他更喜欢思考后再解决问题。终于，我找到了能让我发问的地方和提问的对象。

只要做下去，情况一定会有好转的时候

说我们这支滑雪队伍是杂牌军，算是客气了。杜鲁斯市有 3 个学区，东部是给那些蛋糕公子哥住的。中部是那些成天在街头打混的都市小流氓，我们觉得他们一定随身携带弹簧刀，专干些偷偷摸摸的勾当。再者就是我们，住得离市中心远，严格来说不在杜鲁斯市学区范围内。我们这群孩子出身贫苦，但坚毅不屈。我的队友有：乔恩·欧柏克特，他的父母认为运动能陶冶性情；马克和麦特·辛波斯基兄弟，两人身高超过 1.8 米，体重超过 200 斤，穿着紧身运动衣和松垮的短裤，像极了足球后卫和芭蕾舞者的综合体。还有身材瘦高的我。除了索罗森教练，其他人都没有越野滑雪的经验。

我们可能不像其他队伍那样身经百战，也没有完善的装备，但我们勤奋专注。教练对我们只有"三诫"：维持体态、认真训练、滑得开心。对我们这些刻苦耐劳、家境贫寒的明尼苏达乡下人来说，这些诫令不过是我们天生的能力。教练的座右铭是："痛苦，只会带来伤害。"

其他滑雪队队员体格更精壮、队服更漂亮，而我们只穿着简单的蓝色牛仔裤和棉绒上衣。但到了高三时，我们已经能把其他队伍打得落花流水（至少，某些队伍是我们的手下败将）。那些就读于杜鲁斯市立东方高中的富家子弟跟我们处于不同阶层，他们穿着红色莱卡制服，每个人都有两三套滑雪装备。他们是我们口中的"邪恶帝国"，滑雪界的纽约洋基队，有钱又有权有势，想要什么就有什么，却总是贪得无厌。他们还会搭专车来和我们比赛。对此我们当然很不屑。

我算得上队里最优秀的选手，多半是我平时跑步训练的功劳。跑步让我耐力提升，体能增强。我们滑雪时用间歇训练法——竞速登山。教练说他第一次败给比他年轻的小伙子，那人就是我。他看起来蛮开心的。

那个赛季，我们队伍抱回好几座奖杯，我也赢得几项个人奖项。父母有时会来看我比赛。由于滑雪赛都在森林里举办，父亲做了一副雪橇，把母亲裹在睡袋里，为她套上厚厚的手套，将她安置在雪橇上，拉着雪橇来看我比赛。每次看到这个景象，我都好开心。

我在明尼苏达州的全州越野滑雪名次已经提升到第15名，父亲的工作也稳定下来了，在明尼苏达州立大学杜鲁斯校区担任锅炉操作员。母亲行动依旧依靠轮椅。在家里，我负责堆木柴、洗衣服、煮饭、整理房间，但我体会到，只要继续做事就好了，情况一定有好转的时候。

不过有时候，情况还是一如既往地令人丧气。3月的某一天，我开车载着弟弟妹妹去探望曾祖母，带她外出午餐、买东西。我们回到家后，发现母亲竟瘫倒在地，原来母亲想从马桶上站起来时跌倒了，臀部摔伤。我们马上打电话给父亲，又叫救护车送母亲去医院。

这一摔，让母亲再也站不起来了。父亲整个人性情大变，他对我们，尤其对我大发雷霆。他说他信任我，他一个人外出工作让我在家照顾母亲，结果却惹出这么大的事端。我想解释是母亲坚持要我们去探望曾祖母的，说她会照顾好自己，但父亲一个字都听不进去，他气炸了。

母亲需要接受更多复健治疗，所以不久后来了一名新物理治疗师，名叫史蒂夫·卡林，他每两周来一次，带母亲做些十分复杂的复健运动。看我常在一旁观察，他有一天问我："你是运动员，对吧？其实你可以帮忙，而且可以发挥很大的作用。"这也促使了我立下要当物理治疗师而不是野生动物巡守员的志愿。

那时起，我开始帮母亲复健。自小时候妈妈握着我的手一起做饼干开始，我和她的关系就非常亲密，而且我觉得由我来协助她复健，对她的意义更大。弟弟从小讨厌家中的气氛，后来成天在外滑雪，要不就是跟狐朋狗友惹是生非，他用这种方式逃避。妹妹在家永远低头不语。父亲则对这个家置身事外。

内心的快乐源于合理的饮食

那年夏天我获选进入著名的毕克滑雪营，和州里各高中越野滑雪好手一起集训。营地在威斯康星州凯布尔小镇内的"特雷马滑雪山庄"，所有选手都住森林里的青年旅馆。滑雪营的选手和教练都来自美国中西部各地，由三度夺下奥运奖牌的俄裔滑雪大师尼可莱·艾尼金及妻子安东妮娜担任客座教练。俄籍的安东妮娜说英语时经常带有"咿耶"、"咿啊"等喉音，而且有浓浓的俄文腔，会把"滑雪"说得像"罚写"，像极了电影《洛奇4：天下无敌》里面那位俄罗斯拳王。大家都故意模仿她的俄文腔调，我则努力吸收所有带有俄文腔的滑雪专业词汇。

例如，我学到了"最大摄氧量"——做激烈运动时，组织细胞消耗或利用的氧气最高值。我认识了不同功能的滑雪蜡，知道如何在终点前冲刺，以及各种通过肌肉快速伸缩增加爆发力的"增强式训练"；还有"乳酸阈值"——运动时乳酸来不及消耗、开始堆积的门坎。我学到如何滑行、如何使用心率监视器测量自己的运动强度。我们经常观摩挪威、瑞典、芬兰等顶尖滑雪好手的纪录片，这些影片让我叹为观止，感觉找到了传说中超级精深的越野滑雪教材。

我认真接受讲师的指导，但每次吃饭时能学到更难得的经验。营队提供素食千层面、各式沙拉、新出炉的全麦面包，还有乡村沙拉——卷心莴笋配小黄瓜。这些菜对当时的我来说算是大开眼界。全麦食物和煮菠菜？简直像从外太空来的。

我没有其他选择，只能全吃下肚，它们竟然如此美味！我好惊讶。我在营队里接受了比以前更多的训练，投入了更多时间，却感到前所未有的快乐，身体也更加健壮。我当时认为，这种快乐源于我吃的食物。一直到多年后研究饮食和运动、营养和健康之间的关联，我才知道饮食的重要性。饮食不只是对运动员很重要，对每个人都至关重大。

研读饮食相关的文献之后，我知道常吃蔬食，能摄取更多膳食纤维，加速食物消化，缩短有害物质在肠胃的停留时间。多吃蔬食，能摄取更多维生素、矿物质以及其他营养如番茄红素、叶黄素、β 胡萝卜素，能降低罹患慢性病的概率。蔬食也能减少精制碳水化合物与反式脂肪的摄入，预防心血管疾病。

回家后，我兴奋地一直说着营队里的趣事。父亲用美耐板和胶合板帮我做了一个 60×120 厘米的标准训练垫，而我像着了魔似的待在地下室里狂练，不断左右来回滑步，模仿影片里那些挪威、芬兰选手的滑行动作。父亲也改装了一辆老旧的女式自行车给我训练用。如果我没有在地下室训练滑步、踩自行车机，也没有在外面一口气跑好几英里，那我一定是在观赏芬兰选手的竞赛影片，或研读挪威人写的运动生理学书籍。这些书，都是通过图书馆馆际服务借来的，老实说，馆际服务的流程还挺烦琐的。

我也不断涉猎饮食相关的知识。高三那年冬天，我和滑雪队队友班迪宁与他的继父一起到威斯康星州的一个小镇滑雪度假。这对父子带着冷藏箱和大帆布袋，里面装满了全麦意大利面、菠菜沙拉、加了黑豆的墨西哥辣豆酱。我们的住宿由科特·沃夫提供，他是我们在毕克滑雪营认识的朋友，他母亲亲手做了燕麦棒请我们吃。我向她要来食谱，回到家后把这份食谱给父亲看，说我要做燕麦棒给家人吃。父亲叫我打电话去问健全有机食品合作社，看对方卖不卖黄豆粉、小麦胚芽粉和大麦。我喜欢吃燕麦棒和沙拉，不是因为我想让世界少一点杀戮（这是后话了），或是想对奶牛好一点，我只是觉得：这些被我称为"嬉皮士食物"的东西吃得越多，就越让我就越感到愉悦；更奇妙的是，比赛表现也越好。高中联赛即将开始时，每天在上学的校车上，我都会另拿出前一晚煮的糙米饭吃，一边吃一边还得小心翼翼不要被别人发现。如果被同车的人发现，我就难逃痛扁。（我也努力尝试让家人接受这种吃法，但得慢慢来。他们不太习惯吃菠菜千层面，所以我把重点放在燕麦棒上面，偶尔来点糙米）。

升上高三时，我的全州滑雪排名攀上第九，而住在我家附近、排在我前面的选手仅有一位。他不仅在滑雪项目上缔造佳绩，游泳和自行车也表现优异，更在越野赛跑中夺下区域赛冠军，全州的越野赛跑精英赛事中，他也是顶尖选手。这样的人根本就是个传奇。可是，后来据说他翘课太多，又对教练出言不逊，惨遭逐出校队的惩罚，还被好几所学校勒令退学。

第一次见到这个传奇的时候，我正在校车上，看到街角有个穿亮粉色与黄色滑雪装的人（任何学校都不可能用这种颜色当队服），背后还系了一条黄色带子。他带着三副滑雪板，顶着朋克头，半边头发完全剃光，半边扎成马尾。这人仿佛不怕被人注意，站在街上一直使劲挥手、大喊大叫，要我们停下来载他。据说他因为穿奇装异服被教练罚不准坐校车，他只好打电话回学校，说他站在某个街角，看我们这班校车可不可以停下来载他。我们的索罗森教练答应了，他总是疼惜特立独行的人。

关于这家伙的事迹还真不少，大家都津津乐道。例如他不用训练就打遍天下无敌手、宿醉未醒还能跑完比赛……你想得到的故事，都可以套在他身上。不过，他真是个奇才！滑雪滑得真好！从来没见过这样的天才！镇上传说他只能参加区域赛，无法参加全州赛，因为他学习成绩太烂，永远徘徊在被淘汰的边缘（学习成绩在区域赛之后、全州赛之前公布）。我想如果我跟他一样在体育上天赋异禀，绝对不会把成绩搞成这样。

那天，当他踏上我们这辆老旧的黄色校车时，并不认识车里的任何人，但全车都知道他是谁：他是坏到极致的学生，是全州最具价值的选手，是所有父母都警告孩子不准接近的麻烦人物。他也是那些蛋糕公子哥儿眼中的至尊圣人。

他名叫达斯汀·欧森。他将改变我的一生。

拉伸

有些人运动前不用拉伸。如果你身体调节机制良好，无须在计算机前久坐，或工作时间灵活，可以自由支配休息时间，随时跃入海中悠游，那你就是那些不用拉伸的幸运儿。如果你不是，请记得运动前要做拉伸。

把重点放在"跑者五大肌"上：大腿后侧肌群、髋屈肌、股四头肌、小腿肌以及髂胫束（一条结缔组织，从髋骨沿着大腿外侧向下延伸至膝盖下方，然后插入到胫骨外侧。它连接臀大肌、阔筋膜张肌等肌肉，是固定膝关节的重要结构）。这些是常呈现紧绷状态的肌肉群，即使不跑步，只要你姿势不良或做重复性活动，甚至只是坐着，都会让这些肌肉紧张。

有许多针对不同肌肉群设计的运动，但关键是要正确且持续地运动。

例如，若要伸展大腿后侧肌群，你要平直躺卧，用皮带或绳子套住一只脚的前脚掌，两手拉住绳子。双腿伸直，将套住绳子的那只脚尽量抬高，但无须用力拉绳。等大腿后方出现酸酸紧紧的感觉，再拉动绳子，让酸紧感稍微增强一些，不用太过。不必让自己有费力或痛苦的感觉。持续两秒后，放松，脚放回地面。如此重复5~10次。

上述运动属于"单一肌群快速拉伸法"，快速、简易又有效，我非常喜欢。你可以每天做5~10分钟。无论是在运动前，还是运动后，都建议做做这类拉伸运动。一定要记得做哦。

斯科特独门素食
苹果燕麦肉桂棒

这道料理好吃的秘诀在于，食材选用泡开的去壳燕麦与大麻籽浆。去壳燕麦（即全谷类燕麦）浸泡后会释放更多酶，有助消化。大麻籽富含OMEGA-3脂肪酸。绵密的大麻籽浆，搭配香脆的燕麦肉桂棒，在运动前或比赛后来上一份，那滋味绝对让你回味再三。

原料：

椰子油　1~2 茶匙

生的去壳燕麦，先泡水 6~8 小时或隔夜放置，再沥干　4 杯

苹果，去核并切片　1 个

椰丝　1/2 杯

肉桂粉　2 茶匙

枫糖浆　2 汤匙

或龙舌兰蜜　1 汤匙

香草精　1 茶匙

海盐　1/2 茶匙

生杏仁，切成细末　1/2 杯

南瓜子，切成细末　1/2 杯

葡萄干　2/3 杯

烤箱预热至 120℃，将油涂抹于两张烤盘纸上。

将燕麦、苹果、椰丝、肉桂粉、糖浆、香草精、海盐放入调理机中搅拌 30 秒。将调理机四周刮干净后，重新搅拌 30 秒，接着再重复一次。将混合物倒入大搅拌碗中，加入杏仁碎片、南瓜子碎片和葡萄干，用汤匙均匀搅拌。

将上述混合物在先前准备的烤盘纸上涂抹薄薄一层，摊匀，放入烤箱烤2~4小时。不时翻面，直到烤至金黄酥脆。也可调高烤箱温度，缩短烘焙时间，但得确保不会烤焦。

放凉后，拌入葡萄干。可搭配豆浆等乳类替代品、香蕉切片或新鲜莓果一起吃。在密封保鲜盒中可以保存3~4周。上述原料可以做8~10份燕麦棒。

大麻籽浆

原料：

去壳的生大麻籽　1/4杯

水　4杯

海盐　1/4茶匙

龙舌兰蜜或枫糖浆　1~2茶匙（依个人喜好）

将大麻籽、水、海盐放入搅拌机中高速搅拌1~2分钟。若想增加甜味，适量加入龙舌兰蜜或枫糖浆。大麻籽浆可冷藏4~5天。这些原料能做出5杯大麻籽浆。

5

蛋糕公子哥的尊严

1992 年~1993 年，与达斯汀并肩跑步

> 一心想成为别人，是虚耗自我。
>
> ——科特·寇班（美国涅槃乐队主唱）

达斯汀的父亲整天在酒吧厮混度日。他母亲在路德教堂工作，常常给他 25 美分，叫他去外面玩。那时候达斯汀才 5 岁而已！他骑着 BMX 自行车四处乱逛，常到基督教青年会游泳、跑步，在里面惹一身麻烦。达斯汀 12 岁时的一天，他父亲开车去了酒吧，从此再也没有踏进家门一步。那次事件后不久，他的父母就离异了。达斯汀好几年没再见过父亲。他母亲有了新恋人，可是那男的很讨厌他，对他很不好，因此达斯汀总往外跑。

我跟达斯汀不一样，我不是在读书，就是在家里照顾母亲，要不然就是滑滑雪、练练举重（在毕克滑雪营学到的），再不然就是和女友约会（女生好像都很喜欢运动员）。

达斯汀会喝酒，这点所有同学都知道。我们也知道（或自以为知道）

他敢招惹警察，敢勾搭酒吧里的女服务生和女大学生。比赛时，他还辱骂嘲弄对手，顺便把他们全家祖宗十八代都挖出来羞辱一番。他缺乏洁身自爱的观念，恣意挥霍自己的天赋。不论是蛋糕公子哥，惹是生非的混混，还是村里的穷孩子，都知道达斯汀这号传奇人物。

就在1992年春天，我和达斯汀升上高三时，我看见了他不为人知的一面。

我和达斯汀去缅因州的拉姆福德镇参加"美国滑雪及滑雪板协会"举办的全国青年杯比赛，选手来自全国各地。当时天气非常恶劣，12℃的气温，积雪变得像冷冻酸奶。第二天降下暴雨，路面积水5厘米，夜晚寒流侵袭，滑雪道又变成了溜冰场。

教练每天都带我们训练，达斯汀每次都会顶嘴。他想知道为什么我们要一而再、再而三训练这个或那个。他想知道训练里程为什么不再长一点。他说教练是个笑话，指着教练的鼻头说他们在搞笑。真不敢相信，他居然没在开训第一天被请回家。我从来没有这样对长辈说过话，也从来没有质疑过教练。达斯汀看出我的心思，叫我别紧张，他说，教练们只是一群娘炮。他顺便给我取了个绰号"呆瓜杰"，笑我的出身是"蠢波兰佬"，不过他说话的方式从来没有让我觉得不舒服。

第一天的竞赛距离是10英里。达斯汀在U型转弯处滑了个大跤，那时离终点只剩2英里。他花了点时间才爬起来，最后只排名第三。我发现他脚步有点不太对劲，他很平静地告诉我们，他摔断脚踝了。教练回答，那就看着办吧，以前这里从没有人摔断过腿。大家都知道达斯汀是哪种人，认为他只想博得同情，所以我们叫他好好睡个觉，迎战第二天的比赛。

当天晚上他在房间里脱下靴子，我看见他的腿紫得发黑，像一颗黑色的排球。达斯汀什么都没说，也没有继续开玩笑。其实我觉得有点失望，原来他这个人并不是真正坏到骨子里。第二天他站在起点的时候，脚踝已经肿到连靴子都套不上，但他一样什么都没说，硬把靴子套上去。有个其他队的教练正好是医生，他发现达斯汀的情况不对，赶紧大叫他暂停训练，带着他立刻驱车直奔医院。达斯汀照了 X 光，果然脚踝摔断了。

那次我才发觉，达斯汀跟我们想象的不一样。他坚韧不拔，是个十足的硬汉。

那一周接下来的几天，达斯汀依然如故。他先溜进阿拉斯加队的房间，偷了他们带来的任天堂游戏机，被逮到后又嘲笑他们没种。之后整个星期里阿拉斯加队和达斯汀展开激烈的水战，他们拿饭店酒吧的可乐或姜汁汽水互相乱喷。达斯汀不断向我们夸口他的"丰功伟业"，例如他怎样在森林里窜逃，躲避警察和警犬队的狂追；他睡过哪些女人；他有个朋友对明尼苏达州立大学杜鲁斯分校很熟悉，知道哪个管理员的柜子没锁，可以让他一次偷走 90 卷卫生纸，然后跑到他讨厌的人家，把他们的房子用卫生纸一圈又一圈地裹住；他还有一回从家里跑了 18 英里去参加杜鲁斯市举办的"老奶奶马拉松"，跑完马拉松全程后，再跑 5 英里回家。

我对教练报以"是的，先生"的回答，而达斯汀永远对教练说："靠，干吗叫我们做这个？"我规规矩矩地穿着纽扣扣到衣领的衬衫，他却剃光半个脑袋。外表上我和他是完全不同的生物，但我们其实有相同的内在：目标坚定、全力冲刺。达斯汀滔滔不绝讲他的超人故事时，其他人嗤之以鼻、嘘声四起，我却听得津津有味。达斯汀很会说故事，不过每个人都认为他满口胡诌，我却不这么想。他绝对有本事。别人停下脚步的时候，他还能持续向前跑。我不知道那是何种能耐，但我也想拥有。

不要让别人的冷水，浇熄你的雄心烈火

毕业前夕，我用在"搁浅码头"打工存下的钱，买了外公的一辆褐色丰田，再也不用跑步或滑雪3英里去上班了。同时，我是"美国优秀高中生协会"的会长，喜欢阅读索尔仁尼琴和梭罗的作品。我向往家乡以外的世界，常想有朝一日能远离我那穷途末路的家的情形，但还没有摸清楚自己的方向，也不知道该如何往前迈进。我希望上大学后还能继续滑雪，想读物理治疗。我是母亲的好帮手，也和她的物理治疗师史蒂夫·卡林有共同话题。他是个朴实正直的好人，和那些只想草草给我治疗高血压的医生不同。他是真心想帮助母亲重新站起来，当她灰心丧志时，他会和我一起鼓励她。母亲跌倒后在臀部动了手术，留下一道非常深的伤口，旁人看了就怕，却没有吓过我。史蒂夫认为我很适合当物理治疗师，因为我很镇定。

高中毕业典礼时，我担任毕业生致辞代表（到今天我还留着那份演讲稿）。我告诉全校师生：

> 我想送给各位四句话，希望未来能帮到你们自己，也能帮助他人。
>
> 第一，希望各位能创造自己的独特价值。
>
> 第二，希望各位能时时刻刻帮助别人，不要只关心自己的利益。
>
> 第三，希望各位能勇往直前，走出自己的路。不要让别人的冷

水浇熄你的雄心烈火。

最后,趁年轻做自己想做的事。一定要追求自己的理想,无论多么遥不可及。

演讲稿写得实在动人,但其实我还没确定自己未来的路,不知道自己是真的想继续滑雪,还是想做物理治疗师,或说还有其他选择。我想读大学,这点我很确定,不过父亲已经把话讲得很直白了,我的学费与生活费要自己想办法。我想进常春藤名校达特茅斯学院,但又付不起学费,最后只好选择母亲的母校圣斯考拉斯蒂卡学院。这所私立学校规模不大,注重文科教育,且在物理治疗领域享有盛名,我可以住在家里(这是最好的事,也是最坏的事),协助处理家务。母亲的痉挛越来越严重,史蒂夫最近也不常来,毕竟,他能做的也有限。我上大学后松了口气,至少有借口短暂逃离家庭了(这样说很不恰当,但这是我真实的心声)。

在我家乡普洛克特市,上大学很不普遍,每5个人中只有1个人读过大学。我大部分同学都留在家乡找工作。我也找了份工作,在杜鲁斯市"米勒山庄"购物中心里的诺迪克运动用品店打工。工作时我穿POLO衫,展示、出售诺迪克运动器材。我彬彬有礼,解说详尽,对越野滑雪器材了如指掌,所以有个绰号叫"希腊尼克"的同事想撮合我和他女儿。我修的课有中古历史、化学与大一作文,每周至少有4顿饭在购物中心里的麦当劳解决。我通常点两个麦香鸡堡、大薯条和一杯可乐。小时候我很少吃快餐,因为母亲坚持在家吃饭,父亲又很节省,快餐对我们来说太奢侈,那时的汉堡或鸡肉三明治简直是天堂般的美味。虽然有些人靠沙拉和炒青菜度日,但我是个运动员,大家都说运动员需要摄取真正的蛋白质——肉食。

我参加了秋季越野滑雪赛,但只去了半个赛季,比赛过3次。那种赛事很不像样,连棒球教练都来指导滑雪队,我们的队服可能是十几年前的女子队伍淘汰下来的。为了保持良好体态,冲刺下个赛季,我时常独自跑步,但更多的是与达斯汀一起跑。

我们通常先开车到滑雪比赛会场。中途加油时,达斯汀会溜进加油站附设的便利商店,偷几包熏肠和薯片塞进裤子里。我们从没被抓进警察局,回想起来实在很讶异。每次我开着老旧的旅行车,达斯汀总喜欢把手伸出窗外,跟前往滑雪比赛的路人击掌。他最爱"吃到饱"餐厅,还指导我如何在吃撑的时候,再多拿几块比萨把夹克塞得鼓鼓的。

除了偷窃、惹麻烦和跑步,达斯汀也会去"滑雪屋"兜售滑雪器具。有时外头温度零下20℃,他还是骑着自行车去上班(滑雪用品绑在车上)。真是耐力过人。

我跑步总是输给他。他体格强壮,健步如飞,而且我的意志力不可能达到他的程度——我对他脚踝断掉的那幕印象深刻。我们两人都意识到这点,同时,也都发现我正在蜕变。达斯汀每年都会在圣诞节过后参加"90公里长征日"训练营,进行90公里的滑雪特训。这是由圣保罗中央高中的滑雪队教练理克·卡拉斯发起,教练还有个别名"铁血理克"。这个营队只有滑雪好手才能参加。高中最后一年,达斯汀邀我一起去,他当然也打败了我,但赛后他告诉我,最后的16公里,他和铁血理克每分钟都回头看我,每次都很惊讶,因为我一直紧紧咬在他们后方,让他们刮目相看。他知道我的速度不是最快的,但我穷追不舍的能力让他非常惊奇。一直到今天,铁血理克还常说:"今日的呆瓜杰英雄,是在我的90公里长征日营队训练出来的!"

对于我上大学这件事，达斯汀常取笑我，笑我在诺迪克打工时穿POLO衫的样子，正好是超级书呆子的典型；他也取笑我的单纯。我很羡慕他，他无忧无虑，无须扛责任。如果我像他一样，我的人生会是什么样子呢？

大一那年的三月，有天我比预定的时间晚回家，父亲骂我不守信用。我回嘴说，我也有我的生活，除了上班上学，还有其他事要做。他听不进去，还撂下狠话："你不喜欢回家，就给我搬出去。家有家规，不喜欢就滚。"

我本来以为他只是气话，没想到他是真的要我搬出去。我们两个互相大吼："这辈子再也不想看到你！"母亲在一旁只能偷偷掉泪。就算她身体健康，碰到这种事也不会出面当和事佬。第二天化学课要考试，我快速将课本塞进书包，不顾一切地走出了家门，连日常的衣服都没拿。我开车到附近的汤普森山丘，停在可以鸟瞰杜鲁斯市的一处空地，茫然呆坐在那里。寒风刺骨。今后要住在哪里都不知道，更不知人生会有什么变化。我只知道自己现在该做什么：把车停在休息区的一盏路灯下，拿出化学课本，翻到考试的章节，开始默默研读。

斯科特独门素食
长跑用比萨面包

当我还是个什么都吃的小伙子的时候,"比萨不加芝士"对我们来说就像冬天不下雪一样:有趣,但绝对不可能发生。

对一个只吃蔬食的大人来说,要找到美味的素食比萨,就像找到一个没受过训练但能3小时跑完马拉松的人一样:非常罕见。

因此,我开始动手自制比萨面包。这种比萨面包不仅营养美味,做起来也简单迅速。妙方是营养酵母粉,也就是嬉皮士口中的特殊粉末——淡黄色的薄片——撒在任何食材上,芝士奶味便阵阵飘香。酵母粉含有维生素B,其中包括重要的维生素B_{12}。

菲达干酪豆腐

原料:

千页豆腐　227克

浅色味噌(黄色或白色)　2汤匙

营养酵母粉　3汤匙

柠檬汁或苹果酒醋　1茶匙

沥干千页豆腐的水分,置于小碗中。用土豆捣碎器或木制汤匙将所有食材压碎、拌匀,直到所有食材呈现菲达干酪的模样。先搁置一旁,接着制作酱汁。

酱汁

原料:

罐装西红柿酱　1罐

洋葱粉　1 茶匙
香蒜粉　1/2 茶匙
意大利香料　1 茶匙
海盐　1 茶匙
水　1/4 杯
干碎红辣椒　1/2 茶匙（依个人喜好）

将西红柿酱、洋葱粉、香蒜粉、意大利香料、海盐及水在小碗中均匀搅拌。吃辣的人，可加入干碎红辣椒。放置一旁备用。

面包皮

选用自己喜欢的面包，新鲜面包或已放几天的面包皆可（个人偏爱橄榄面包）。

原料：

面包　1 条

将面包切成 1～2.5 厘米的薄片。

馅料

色彩鲜艳香味四溢的菠菜、日晒西红柿干与黑橄榄，是我最喜欢的馅料组合。你可以挑选 3~5 种喜欢的食材，任意搭配。

原料：

新鲜菠菜，切好　$1\frac{1}{2}$ 杯

日晒西红柿干，切片　3/4 杯

卡拉玛塔黑橄榄，切块　3/4 杯

烤炉或烤吐司机预热至约200℃，开始制作比萨。先将切片面包上涂一层薄薄的酱汁，依序加上少许菠菜、日晒西红柿干和黑橄榄。最后，将菲达干酪豆腐放在最上层，烤10~12分钟，直到面包和馅料呈现金黄色。吃剩的比萨放凉后可装入保鲜袋，放到冰箱冷藏，作为下次跑步携带的餐食。这些材料可以做出4~6份比萨面包。

6

嬉皮士丹的智慧结晶

1994 年，明尼苏达船夫小径 50 英里超马赛

> 理解越多，欲求越少。
>
> ——伊凡·乔伊纳德（户外品牌 Patagonia 创始人，攀岩好手）

大家总问我相同的问题：为什么？明明跑步 25 分钟就能维持体态，我为什么偏要一次训练 5 个小时？明明就有组织有序的马拉松赛事可以跑，我为什么一次跑 4 个马拉松的距离？明明可以在清凉的树荫里跑，我为什么宁愿在炎夏迎战死亡谷超马赛？我是自虐狂吗？是不是安多芬成瘾？是什么动力让我不断寻求挑战？我是不是在追寻自己从未拥有过的东西？

耐力养成：跑步与自行车交互训练

刚上大学时，我是为了达斯汀而跑。大二那年暑假，达斯汀和一群朋友住在他们称为"重力屋"的地方。他有个室友是高山滑雪冠军，

另一个是世界级的越野自行车手。达斯汀睡在阁楼里，那里有时温度会降到零下二三十度，他就睡在军品店买来的冬季羽绒睡袋里。

这里被称作"重力屋"，是因为他们常用一个超大的水烟筒来嗑药，经常嗑到躺在地上爬不起来，因此戏称这屋里的重力比其他地方强。他们还把水烟筒悬垂在一条绳子上，嗑药时可以直接荡绳把水烟筒传给另一个人。

我和欧柏克特一家人住在一起，他们是普洛克特市高中男子滑雪队的创办人。为了探望母亲和弟弟妹妹，我必须趁父亲出去工作的时候偷偷溜回家。达斯汀成天和他的室友厮混，而我对未来惶惶不安。我明白自己的滑雪生涯已经走到尽头。我非常清楚自己没有达斯汀的天赋。即使我继续练习滑雪，盼望着有一天有伯乐看出我身上流着挪威选手的血液，但一定还有更多达斯汀这样的强者冲在我前头。不管我多努力，也不可能跟上其他人的速度。造物主虽然赐给我坚定的决心和良好的工作态度，却忘记让我拥有肌肉的爆发力。

有一天，达斯汀拨了通电话给我，说他得了明尼苏达船夫小径50英里超马赛的冠军，问我明年要不要跟他一起跑。我当然答应了（我从没对达斯汀说过不）。我告诉自己，这个比赛是为了下个滑雪赛季作准备。其实，我很羡慕达斯汀自在快活的生活。他脱离常轨，只为追寻自我理想，我也想向他看齐。

我们开始疯狂训练。我们会跑两个小时左右，达斯汀一路上都在嘲讽我，"呆瓜杰"喊个不停，说我读书太努力、想太多、应该轻松一点，谁在意我是不是个假正经的毕业致辞代表。我们边跑边捡泥土互扔，嘴巴也没闲着，唇枪舌剑好不精彩。

我慢慢习惯长距离跑步后，有一天，达斯汀建议进行跑步与自行车交互训练,当时我脑海中只浮现出父亲给我焊接改造的那辆自行车,达斯汀保证训练过程很好玩。他说服他朋友把自行车卖给我,那是一辆超级名牌车——意大利的"比安奇",颜色是这家公司最经典的天青色。这辆车对我来说太矮了,于是达斯汀帮我装了一个登山越野车座杆,这下又太高了。我们一骑就是100英里。达斯汀很会骑车,技巧丰富。几年前他还和职业车手乔治·因卡皮耶相互切磋,因卡皮耶后来参加了环法自行车赛。而我呢,每次骑过颠簸的路面,那个太高的座杆就会把座垫往上顶,恶狠狠地戳我的屁股,每隔5分钟我就会出现一次放弃的念头。但我没有认输。也许,骑车可以让我逃离书本、逃离家庭、逃离母亲的衰弱、逃离父亲的怨怼,让我获得喘息的空间,把一切烦恼抛到九霄云外。虽然我技巧不足,自行车也不够理想,可是与达斯汀一同骑车,却让我体会到更重要的道理:虽然我一事无成,对骑自行车一窍不通(我从没读过有关自行车的书,连健身房踩飞轮或齿轮之类相关的文章都没碰过),我仍可以征服这段路程。我想知道自己还有何等能耐。

唯一的训练方法,就是拼命往前跑

　　大二时我搬进学校宿舍,选修了人人闻之色变的课程,由玛莉·理查德·波修女主授。圣斯考拉斯蒂卡学院里到处都是剽悍的修女,而这位玛莉修女更荣登剽悍榜首。第一天上课她就要我们自己找《罪与罚》来读,只给5天期限。我得努力抽出时间预习玛莉修女的课,还得应付其他课程,此外我一星期要到诺迪克打工30个小时,又要经常偷溜回家照顾母亲,还要为我最后一季的滑雪比赛训练。

其他同学（学校七成是女生）总是有说有笑、步履从容地进入课堂。我猜想，大多数同学都不靠奖学金生活。他们好像有用不完的时间，生活里只有学校、校内活动、派对。而我却不属于这里。这种感受不是第一次出现了。

达斯汀从烟雾弥漫的重力屋出关，特地来找我，我还是感到孤单。长发披肩的达斯汀，向来往的女生放电，用迷人的嗓音和她们说："嗨！你们好呀！"经过的女生都羞红了脸。之后她们都跑来问我，那个有点恍神的朋友是谁。达斯汀有着让女生一见倾心的魅力。有一次达斯汀把一张贴纸贴在我房门上，上面写着："感谢让我抽大麻。"我没有撕掉。经过的学生看到后都大笑，但我想他们的父母应该笑不出来。

如果那时候有人问我达斯汀到底是哪点吸引我，我大概只能耸耸肩。他是我的朋友，这是唯一的理由。但现在我得出一个结论：他是我观看世界的窗口，进入世界的通道。我高中时已涉猎许多存在主义的文学作品，大学时也继续研读。存在主义大师萨特和加缪曾描述边缘人的彷徨和失落，漫无目的地徘徊在这难以理解的世界。赫尔曼·黑塞也曾写过在乱世中历经苦难，追寻圣灵的故事。存在主义者并不认同荒谬的现实世界。他们排斥谎言，不在意他人的期许，只想遵从自我理想，走自己的康庄大道。

过去，我的生活总在常轨上，但我的朋友却往往活得独树一帜。例如我舅舅，他称自己"小共产党"，戴着美国黑人民权运动领导人马尔科姆·X式的鸭舌帽，在街上倡导人权。他曾就地睡在夏威夷的海滩上，也曾在阿拉斯加输油管工地工作，口袋里总塞着一本《毛主席语录》。又如达斯汀，开着一辆如呕吐物般青绿色的雪佛兰旅行车，保险杆上贴了张贴纸，写着"嘿，好先生，别高兴太早，你家女儿可能上了我的车"。

而我最有特色的朋友，应该是那位明尼苏达州人，号称"嬉皮丹"的现代版的梭罗。

1992 年我认识嬉皮丹的时候，他已经 45 岁了，在与朋友共同经营的"三号大街良心面包坊"里工作。他手脚修长，身高 1.78 米，穿一件写着"爱骑车，不爱炸弹"的 T 恤，大胡子遮住了 T 恤胸前的文字。那把大胡子，正统犹太人应该觉得很亲切。他走起路来好像正在"死之华"乐团演唱会的舞台上跳舞。头发编成左右两条辫子，垂在肩膀上。他注重饮食养生，说话速度飞快，滔滔不绝地谈论环境保护、小麦草汁、全谷类食物。他说话带有斯堪的纳维亚腔的鼻音，笑起来像在黄昏出没的潜鸟的叫声。

只要专心跑，就可以跑得更快

嬉皮丹会做一种叫"闪电饼干"的巧克力脆饼，以燕麦粉、全麦面粉、花生酱和大量奶油制成，这是我吃过的最好吃的饼干（据说很久以前，他曾在这家面包坊后面秘密经营一间烘焙小店，达斯汀常和他那些嗑药嗑到恍神的朋友来吃这种饼干）。

嬉皮丹也是明尼苏达州的传奇跑者。大家说他年轻时，会骑自行车前往比赛场地，穿着牛仔裤开跑，后面一群穿着专业跑裤的人跑得气喘吁吁还是追不上他。达斯汀也对嬉皮丹的 20 年跑龄肃然起敬。丹没有车，没有电话，我看以后他可能连冰箱也不需要了。他常谈论太阳能的发展、脱离电力和网络生活的未来。他一整年制造出来的垃圾大概只有一小包。他也谈化石燃料与人类的愚行。在环保变成热门话题前，他已经身体力行。有些人称他为"绿色怪胎"。

嬉皮士丹有一次邀我与他一起跑步，他养的两只拉布拉多犬（路特和奥蒂斯）跑在我们前头。他要我观察这两只小狗如何毫不费力地融入周围的环境。他强调，只要保持简单，与大地融为一体，自然就能获得喜乐与自由，这样做还有一个额外的好处，可以跑得更快。当时的我懵懵懂懂，多年后在墨西哥一处隐蔽的峡谷里奔跑时，我才体会到他话中的真意。

我像所有人一样，期望幸福喜乐、自由自在；或许，我比其他人更加渴求。繁重的课业和工作，家庭的窘况，一层层堆积在我的生活里。我当然知道嬉皮士丹的哲学，也知道简单纯真带来的好处，但简单对我来说，实在不是件简单的事。我总是用书籍来逃离我的困境。因此，我开始和达斯汀跑步时，找来一些有关跑步技巧和训练方法的书来读。我提到过跑一段、休息一段的间歇训练，或冲刺、跑步、冲刺交替进行，还要计算一下步幅；我可能也提到过心率监视器和乳酸阈值之类的名词。结果，达斯汀狠狠浇了我一大盆冷水。他觉得我想得太多，他认为唯一的训练方法，就是拼了老命往前跑，去征服那不可能的距离，这也是唯一让我们突破极限的途径。他还很调皮地模仿铁血理克的语调说："你想赢，就出门练习，然后练习、练习、再练习。"

我们都有属于自己的路，只是得设法找到它。

那年春天，我们就这么跑过那些看似不可能达到的距离，一次跑2~4小时，跑遍杜鲁斯市每条街巷，每个角落。只要达斯汀来敲我的房门，我就从书堆中抬起头来，放下《卡拉马佐夫兄弟》《战争与和平》，合上高级物理学、解剖学或生理学相关的书，出门跑步。

我们在绵延的路上奔跑，跑进狭窄的小径、荒芜的小道；撞见林间跃动的小鹿、漫步的土狼。我们踏过积雪及膝的路面，横渡春雪初融的溪水，双腿因寒冷而麻木。我硬着头皮撑下去，大口喘着气，跑过亚多夫超市。如今跑步不再是单纯的训练，而已变成我沉淀思绪的方式。跑步时，我的心灵尽情奔放，脱离尘嚣，不再为学业、未来与母亲的病情烦恼。我的身体任凭意志摆布。我不再把自己锁在没有出口的死路上，再也没有坏学生朝我脸上吐口水。我仿佛摆脱了重力，一跃登上天梯。达斯汀熟悉那片地区所有的小径，春天过后，我也记下了所有的路线。我们在春天里快意奔跑，有时谈天说地，有时沉默不语。达斯汀在前，我在后。我知道自己应该在哪个位置，也喜欢这样跑，一切都很惬意。

有位小说家曾写道，他人生最快乐的时期，是在撰写第一本书时，尽管那本书烂得彻底，他也从没将稿子让其他人看过，但是写书时他很畅快，那段时光是冻结的，让他发掘出内心深处的想法，了解了自己写作的局限。和达斯汀一起跑步那段时光（不是比赛，只是单纯的跑步），我能真正体会到这位小说家的心情。

我给自己作心理建设，告诉自己一定能跑完马拉松。我参加了老奶奶马拉松赛。达斯汀的跑步训练还真有效，我只花了 2 小时 54 分就完赛，成绩不错。我想，只要专心跑步，我可以跑得更快。

在达斯汀的推荐下，我决定挑战超级马拉松比赛。

1994 年，达斯汀作好了挑战明尼苏达船夫小径超马赛的准备。达斯汀以卫冕冠军的身份起跑，我也同时开始了我的旅程。达斯汀不再叫我呆瓜杰，也不嘲笑我死读书，我们认真地跑，精神专注，用尽全力。明尼苏达州的 6 月底，常常有 30℃，路面泥泞，比赛这天路面泥泞肮脏，天气闷热潮湿，但我们仍不断加速。

到 15 英里处，我们穿过一个特别黏稠的水洼，达斯汀左脚的鞋掉了，他停下来捡鞋。就在这一刻，我迟疑了。达斯汀没有跑在我前面，怎么可能？他是传奇人物，我只是个小跟班。他是真正的跑步选手，我只是个蠢波兰佬。我不知道该怎么办，只能继续跑。就这样跑了几秒钟，几分钟，我回过头看，没见到达斯汀的身影。我继续跑。

或许我的滑雪生涯将就此结束；或许我父亲不能再爽朗大笑，母亲身体不会好转；或许我还是会过着双面人生：当个勤奋的学生，同时活得如达斯汀般狂野。但当我跑过终点线的时候，一切都不重要了，我已经完成人生中最艰难的一项挑战，也告诉自己"下次不跑了"。我整个人趴在草地上，大口喘着气，四肢无力，筋疲力竭，每一丝力气都用光了，心情无比兴奋激昂。跑完一项比赛就耗尽全部的自己是长跑选手的宿命？当别人放慢脚步时，我却能跑得更快，我曾好奇这种天赋能带自己跑向何处。当我越过杜鲁斯市外的重重山丘，骑着天青色的比安奇一路颠簸，我意识到无论经历哪种困难，我都能超越极限。现在我在思考，这种技能让我具备了什么优势？我第一次参加船夫小径超马赛，拿下第二，第一次打败了达斯汀，他输我一名。

嬉皮丹说，我们都有属于自己的道路，只是得设法找到。

我想，我已经找到了。

轻松跑就好

我从小在平地长大,后来才学会如何跑过山坡,学会之后,我的跑步功力大增。你也可以像我一样。训练的地点在坡地或平地皆可。下次练跑时,计算你右脚在 20 秒内踏击地面的次数,然后乘以 3,就是你每分钟的"步频"(走 1 大步等于踏步 2 次,所以每分钟踏步的次数等于步频的 2 倍)。

重点来了:以 85~90 的步频,加速快跑。入门者常认为跨大步幅才跑得快,这是错误的观念。慢慢跨出大步,拉开前脚与后脚的距离,表示双脚得花较长时间停留在地面上,也意味着脆弱的脚后跟会花更大的力气踩踏地面,给关节造成更大的冲击。以 85~90 的步频练跑,刚好能修正这个问题。跨步距离短,脚步又轻又快,能减少冲击,让你跑得更远,更安全,也更有效率(研究显示,优秀的跑者迎战 3 000 米以上至马拉松的距离,跑步的步频皆为 85~90)。

我以前用节拍器来训练选手。如今,很多音乐网站都会列出 BPM[①]值,告诉你这首歌每分钟几拍。试试看 http://cycle.jog.fm,搜寻 BPM 值为 90 或 180 的歌曲即可。

---

① Beats per minute,每分钟的节拍数。

斯科特独门素食
螺旋藻汁

嬉皮丹教我认识到绿色植物的重要性,如螺旋藻和小麦草。螺旋藻是种蓝绿色的海藻,据说阿兹特克帝国的战士以它作为战备粮食。几个世纪以来,螺旋藻也被视为减肥圣品,并有助提升免疫力。最近则有研究显示,它对长距离跑者有加分作用。由于螺旋藻归类于保健食品而非食物,美国食品药物管理局对其生产制造并未加以管制,因此最好在健康食品店购买,或选择值得信赖的品牌。

螺旋藻富含蛋白质(本身就是蛋白质)、维生素与矿物质,打成汁也是很好的营养源。若想补充些碳水化合物,可加一杯苹果汁或葡萄汁,同时减一杯水的量。

原料:

香蕉 2根

芒果块或菠萝块(冷冻或新鲜的皆可) 1杯

水 4杯

螺旋藻粉 2茶匙

味噌 1茶匙

把所有原料放入榨汁机,搅拌1~2分钟,直至均匀。跑步15~45分钟前,可以喝600~900毫升(约$2\frac{1}{2}$杯~$3\frac{3}{4}$杯)。这些材料可做出约1 200毫升螺旋藻汁。

7

让痛苦跑走吧

1995 年和 1996 年，再次挑战明尼苏达船夫小径超马赛

> 做让你畏惧的事。
>
> ——萧伯纳（爱尔兰剧作家）

让我决心变成素食主义者的关键人物是那位在麦当劳遇见的女生莉亚。她正排队续杯健怡可乐，我在取餐。

莉亚留着一头金发，笑容满面。她好像拥有几百万双勃肯鞋，因此米勒山庄购物中心有些人叫她"勃肯鞋女孩"。她是明尼苏达州立大学杜鲁斯分校的学生，在一家服饰店打工，总是骑着自行车到处走。她吃素（她在麦当劳里出现，实在有些突兀）。我们一拍即合。

受莉亚和嬉皮丹的影响，加上嬉皮丹送我的书（如美国作家温德尔·贝瑞的《美国的不安》，书中提及农业的没落等同于文化的衰败，人类渐渐不在乎食物的来源，之后甚至也不再思考商店里购买的鸡肉从何而来），我便逐渐走向素食之路。

我的汉堡里开始出现哈瓦蒂芝士和新鲜菠菜，而不再是烟熏的干

硬香肠。早餐的餐盘里，香肠蛋饼变少了。偶尔会做个燕麦肉桂棒来吃，也会用奶奶的微波炉做糙米饭和绿花菜（我搬到自己的公寓后，母亲便把这台微波炉送我）。奶奶以前教过我怎样做糙米饭。

完全不用担心蛋白质摄入量不够

我是个运动员，也是个朝气蓬勃、自觉无人能敌的小伙子。我才念大三，刚接触到像嬉皮丹这类环保意识较强的人，可我还必须每周至少吃 4 顿麦当劳（两个麦香鸡堡、大薯条，有时还点巨无霸）。我认为自己需要蛋白质，而且吃这些垃圾食物应该不会影响到任何人吧。我深爱烤肉、香肠、牛排、腊肠、猪肋排，各种肉类来者不拒。我是个烤肉达人，常用超大的烤肉架烤肉。这个烤肉架就放在我和同学戴蒙·霍姆斯共享的公寓里，是从车库拍卖会买来的。此外，我对以蔬食为主的清淡饮食还是不太能接受。

不过，我并没有忽视素食的优点。比赛之前我吃糙米补充能量。燕麦肉桂棒是人间美味。在毕克滑雪营尝到的沙拉与蔬菜提升我的耐力。嬉皮丹也一直向我灌输环保意识，要我多喝小麦草汁，多吃蔬果。我这个认真（又节俭）的好学生，甚至尝试自己种小麦草。

我告诉自己要继续研读关于蔬食的文献，同时也继续吃肉，晚上常和戴蒙在后廊，把脚跷在栏杆上，烤着牛排、汉堡、腊肠，两人吃掉一罐绅士牌芝士球、一盒麦芽牛奶球。

我也经常外出打打猎、捕捕鱼，我相信蛋白质对我的身体有帮助，认为吃动物的肉是补充蛋白质的最快途径。我可不希望第二次挑战船夫小径超马赛时才发现蛋白质摄入量不足。

其实，当时完全不用担心蛋白质摄入不够。19~30岁的美国人平均一天吃下91克蛋白质，比人体所需高出几乎一倍（成年男性一天大概需要56克，成年女性为46克）。我那时并不知道蛋白质摄入过量不仅给肾脏造成负担（即使处在最佳状态的长跑选手，也得好好照顾肾脏，以确保水分的消耗、保持与排泄皆良好），而且会吸取骨骼中的钙质，造成骨质流失。那时我不相信普通人（何况是超马选手）能从蔬食里摄取足够的蛋白质。反正，我觉得从蔬菜里找蛋白质，实在不太可能。

因此，我偶尔会吃香肠蛋饼、汉堡。我骨子里还是个明尼苏达州刻苦朴实的农民，是个猎人、渔夫，流着我父亲的血。每当莉亚带着有机苹果和有机牛奶出现的时候，我会偷瞄一下价格，然后失声惊叫："这么贵你买得起啊？里面是有黄金吗？"

我和莉亚时常约会。我在一家名叫奥斯汀·杰若的跑步用品店打第二份工。这家店名取自两位优秀的本地跑者，一个叫比尔·奥斯汀，另一个单名杰若（他正式改名，去除了姓氏。歌手玛丹娜也是这样）。我成天忙着打工赚钱、和莉亚约会、读书，每天还至少跑步两小时。真的好忙。

我已经不再像过去一样，经常回去看妈妈与弟弟妹妹了。如果要回去，我也不想跟父亲碰面。我常打电话给母亲，她说达斯汀有时候会打电话给她，她很喜欢和他讲话，只是她说的话好像他都听不懂。多发性硬化症影响了母亲的声带，让她发声困难。

1995年春天母亲告诉我，她要搬进疗养院了，她觉得这样对谁都好。

我对父亲本来积怨已久，但母亲跟我说这消息时，我终于爆发了。他怎么可以这样对待母亲？进疗养院！她才44岁！如果我没离开家，这种事会发生吗？我抛出的这个问题同样无解。

母亲认为这样最好，要我别担心，努力念书就好，一切都会变好的。

我更加专注地念书练跑。达斯汀注意到了，他说大地都快被我踩裂了。我在山坡上冲刺，在小径里疾驰，越是人迹罕至的地方，我越要闯。

我踏在狩猎小径上，踩着水花横渡溪水。我不畏大雨风雪，不理艳阳。如今，我跑在前头，达斯汀跑在后头。他总是说着同样的话："呆瓜杰，跑吧，让痛苦跑走，让痛苦跑走吧！"

我没让痛苦跑走，反而紧抓着痛苦不放。第二次参加船夫小径比赛的时候，我把痛苦转变成动力，让痛苦变成了激励。全程50英里，我耳边传来的都是：你可以做得更好。你可以做得更多。你去做就对了！我远离了那些痛苦的源头，但似乎又逼着自己正面迎战痛苦。我脑海中浮现出母亲羸弱的身躯；我想起人生中那些荒谬可笑、微不足道的忧虑；我意识到自己跑了多少里路，花了多少精神和精力求进步。我根本不需要提起那些大大小小的疑问，我经历的人生就是答案。为什么要问呢？

我跨出起跑线——这次独自一人，没有达斯汀。我吞噬整条跑道，跑得比以前更认真、更专注。最后，再次拿到第二名。

我应该可以跑得更快，可我已经没办法跑得更用力了。问题出在哪里？

饮食，就是生与死的关键，食物造就了我们

某位卧病在床的老先生提供了部分答案给我。他刚做完物理治疗，踏出的每一步都让他痛苦万分。我能体会到他的气馁与恼怒。此时我

是圣斯考拉斯蒂卡学院的大四学生，同时开始了在物理治疗学院的第一年课程。我正在威斯康星州阿什兰市的一家医院实习。我本该协助这位老先生改善他的状况，但我失败了。

他爬回病床，眼睛盯着已经放了一阵子的午餐盘：干硬的牛肉排、又冷又硬的棕色土豆、五颜六色的罐头豆子。他的表情告诉我，他好像正看着一盘石头。他没说话，但给我一种正在怒吼的感觉。顿时，我找到了部分答案。

饮食，就是生与死的关键。食物造就了我们。

我听过嬉皮丹的说教，我想到奶奶曾经让我吃刚从园子里拔出来的新鲜胡萝卜。我也知道戒掉肉食与糖分对身体好。不过当我亲眼目睹老先生面对午餐时脸上流露出的憎恶与漠然，我又想起了其他事。

母亲在那家疗养院的饮食充满了淀粉与糖；老先生在我实习的医院，吃了过量的肉食，蔬菜摄取不足。身为运动员，我很注重身体健康；身为物理治疗师，我有义务帮助病人照顾身体，但我却漠视他们的饮食。健康的饮食，确实让我跑得更快，身体更强健。而我身边的病人，吃的都是很糟糕的淀粉类食物。这难道是巧合？如果均衡饮食能让人脚步更健壮，那么，饮食不当会让人生病吗？

是的。饮食与健康息息相关。美国有10%的人罹患糖尿病，二型糖尿病过去多发于成人身上，如今儿童患病的比例也在剧增。糖尿病会引发肾衰竭和失明危险，严重者必须截肢，也会增加成人患中风与心血管疾病的概率。美国最常见的三种疾病：心血管疾病、癌症、中风，都与典型的西方饮食有关（肉类食品、精致碳水化合物、加工食品）。

另一部分答案，要到来年春天才能知晓。我在新墨西哥州阿尔伯克基市开始第二期实习，有一天在超市里采购（买牛排），排队结账时随手拿起一本杂志。杂志里有篇安德鲁·威尔医生的文章，介绍他的书《自愈力：痊愈之钥在自己》。他强调人类身体有与生俱来的自愈力，只要饮食均衡，不要吃进毒素，就能自我保健。我后来买了这本书，一字不漏地反复精读。

阅读这本书，目睹那老先生的午餐，这两件事并没有使我立刻觉醒。不过，确实让我对素食有了更进一步的认识，了解到它的益处与重要性。后来回想，就是这个春天让我下决心一生研究食物，开启我对健康饮食与最佳生活质量的追求。

戒掉加工食品和精致碳水化合物并不困难，我从小就吃惯母亲的手工面包和父亲的渔获，可肉类和乳制品却是另一回事。我不想过量吃肉，毕竟那会对肾脏造成负担，使钙质流失，增加罹患前列腺癌、中风或心血管疾病的风险；另外，这些食物或多或少都残留化学物质和激素，我们的食物供应方是造成污染的元凶。但我现在是跑者，不再是和达斯汀跑着玩的门外汉，我得给自己补充更多能量。

我必须找出摄入足够蛋白质的方法，要让饮食与运动结为一体。

豆类和谷类含有植物蛋白。可餐餐都要有植物蛋白太麻烦，准备起来也不容易，但人体会将从饮食中摄入的氨基酸储存下来，不必费心计算每餐的营养含量。只要摄取多种有机食品以及适量的卡路里，就能有足够的蛋白质。就连保守派的美国营养学会都严正发表声明："适当规划的素食餐饮，无论是蛋奶素还是全素，都有助于健康，它们能提供所需营养，能预防或治疗某些疾病。均衡的素食，对不同年龄的人都很适合，处于怀孕期、哺乳期、婴幼儿时期、青少年时期或是成年时期的人，甚至运动员都可尝试这种饮食方式。"

最后一句对于超马选手来说，简直是天籁之音。

第二年夏天，我第三次参加船夫小径赛，终于夺下冠军。这是我多吃蔬果，少吃肉食的成果，我并没有跑得更用力，而是学会了更重要的事：我可以跑得更有效率，吃得更好，活得更轻松快乐。其他人停下脚步的时候，我会超越他们；我双腿的肌肉和心肺功能都处于绝佳状态。现在我已经不是单纯的跑者，而是长跑选手，是注重饮食的超马好手。我终于找到秘方了。但能因此获得几次胜利？我设下目标，决定找出答案。

着地点

理想状态下，跑者用脚掌前缘或脚掌中间部位着地；理想状态下，跑者身材精瘦、身体健壮，5 分钟就能跑完 1 英里。

用脚掌前缘着地比后脚跟着地有效率，这毋庸置疑。脚掌前缘着地，利用阿喀琉斯腱的弹性与足弓，将身体的前倾力转换为向前的动力，消耗的力量较少。此外也能减少对后脚跟的冲击，连带降低关节及跟腱受伤的概率，等同于避震型跑鞋的主要功能。这点和赤脚跑者用脚掌前缘着地的道理是一样的。

但理想状态毕竟只是理想，有的跑者刚开始练习，有的跑者体态不完美，对这些人来说，脚掌前缘着地，可能会对肌腱和软组织造成伤害，尤其是那些肌肉不发达的赤脚跑者，更容易受伤。

许多研究表示，脚掌中间部位着地最有效率，冲击力也能降至最低。不过许多优秀跑者是用脚后跟或跖球部（脚掌前缘的球状部位）着地的。

所以，重点不在于脚掌的哪部分先着地，而是身体的重心位置。你必须轻轻踩踏在地上，身体重心落在肚脐处或其上方。这样跑步时便不会太用力，即使脚后跟踏地也不容易受伤。

斯科特独门素食
素奶油爆米花

素食者不能享受美食？超马选手不能放松？这绝对不是我说的。我大学时吃了很多垃圾食品。晚上来一碗爆米花就能让我回到过去的快乐时光——没有任何吃垃圾食物的罪恶感。爆米花是趣味与美味的代名词。按照我的方法做，还能同时获得人体必需的脂肪酸与维生素B。使用"Udo油博士"的配方油可以让爆米花尝起来有奶油味。

原料：
玉米粒　1/2 杯
Udo 博士 Omega 3.6.9 精选配方油　2~3 汤匙
海盐　1 茶匙
营养酵母粉　3~4 汤匙

用爆米花机将玉米粒爆开，爆好后倒入大搅拌碗中，再撒些油、海盐与营养酵母粉，搅拌均匀即可。以上原料可做 4 份爆米花。

8

大鸟的逆袭

1998 年，洛杉矶 100 英里耐力赛

> 力量不是来自身体，而是来自不屈的意志。
>
> ——甘地（印度政治与精神领袖）

达斯汀用西班牙语对着我怒吼。我好像再次坠入熟悉的梦魇。我筋疲力尽，全身酸痛，在海拔 2 100 多米的山间小径做困兽之斗，想用力再度爬起来。达斯汀笔直地站在山脊上，对着我恶骂，正如多年以前我们在明尼苏达州那样。

但这并不是梦境，而且，为什么他讲的是西班牙语？

我和父亲已经和好了。没有温馨的拥抱，没有"我很抱歉，我终于理解了人生的真谛"那种感人画面，我们都不是这种个性的人。1996 年 8 月 17 日，我和莉亚在她父母家举办了婚礼。父亲把母亲带出了疗养院，达斯汀到场了，他穿着黑色西装，打了一条绘有米开朗基罗于梵蒂冈西斯廷教堂穹顶画的领带。他说这是他每次上法庭当被告时的装束。婚宴上父亲和达斯汀都对两件事感到很不爽，一是没有

提供任何酒，二是我结婚这件事本身，所以婚礼一结束他们就去父亲家狂灌啤酒。

不久后，父母签字离婚了（后来我才知道这是母亲的提议，她觉得搬去疗养院并和父亲离婚，才不会变成大家的负担）。我则开始第二年也是最后一年的物理治疗实习。平时滑滑雪，但纯粹是一种消遣而已，或者说是为了维持体态。我每星期也会吃4~5次肉，自己做些奶油蛤蜊巧达汤、烤鸡肉、烤猪肋排来吃。我开始研究《枫馆食谱》[①]，参考里面比较"不那么新颖"的食谱来下厨，但我仍是个信奉动物蛋白的运动员。

然后，我迎接了人生中另一次洗礼：墨西哥辣豆酱。那时是寒冷的12月，某个周三夜晚，我们一行15人刚结束例行的10英里滑雪训练。训练结束后通常会在邻近的酒吧里庆功，汉堡、啤酒是一定要的。那天我们去了一家小酒庄，那里的当家厨师以创意料理闻名——在杜鲁斯市，创意料理的意思是改用全麦面包来夹汉堡。有个同伴提议我们点一道素墨西哥辣豆酱来吃，正常的墨西哥辣豆酱我都不是特别喜欢，不过还是答应了。

尝下第一口，那滋味让我难以置信：甜椒、西红柿与豆子的结合，再加上恰到好处的辣味，简直是冬季的逸品美馔哪。我想可能是自己太饿了，或是长途滑雪后食欲大振，不管吃什么都觉得好吃。不过，这道素墨西哥辣豆酱确实是我吃过的最好吃的食物之一。厨师在上面撒了混合小麦片，增添了类似牛肉辣豆酱的口感。

此时的我，跑的距离更远，速度更快了。运动后肌肉酸痛的时间逐

---

① The Moosewood Cookbook，英利·卡岑，出版于1977年，介绍健康养生的食谱。

渐缩短，不适感也减轻了。我相信这是饮食的影响，多吃素食，少吃肉食，的确让我体力倍增。那道墨西哥辣豆酱料理更让我充满信心——我可以很快恢复体力，却无须委屈味蕾。

跑得越久，身体越疲惫，却越能感受到祥和

1997年春天，我前往西雅图一家骨科诊所进行最后的实习工作，莉亚则留在明尼苏达州。为了省钱，我住在瓦雄岛上的旅馆里，每天清晨6点起床开车到渡轮码头，航行20分钟穿越普吉特海湾抵达西雅图，再骑8英里自行车到诊所上班。

西雅图的生活让我脱胎换骨，逐渐转变为全素食主义者。部分原因是这城市本身的风气：不管哪家超市都会标示当地新鲜的农产品信息，并出售我从没听过的谷物和香料。超市附近随处可见素食餐厅。在家乡，异国料理指的是中国菜或墨西哥菜，而且通常由中西部的美国人经营；在西雅图，却有日本、埃塞俄比亚、印度等异国风味。以前在明尼苏达州，我在去滑雪比赛的路上，还得小心翼翼地吃自制糙米饭，以防被人发现被恶狠狠嘲弄一番。可是在西雅图，吃肉就代表你跟不上潮流了。

我融入了当地的文化风气，希望自己不要过度消耗地球资源，尽量不要留下我的生存痕迹。我祖父母过的就是这种生活，他们有自己的果菜园、牧场，自给自足。我也很向往这种生活方式。

医院的同事有些是南非人，有些是新西兰人，我们大家一团和气，他们还告诉我怎么做北非风味的小米咖喱和花生炖菜。搭乘渡轮的途中，我认识了一位实习医生助理，他介绍了一种叫波伦塔的意大利式玉米粥。我读了更多威尔医师的书，搭渡轮时常戴耳机听有声书，了解心血管疾病与饮食之间的关联，研究了很多高动物蛋白、低维生素、低矿物质饮食的缺点。

那年秋天回到家乡时，我基本上成了全素食主义者。不过我还是去了麦当劳3次，啃了麦香鸡和香肠蛋饼。有什么办法？我实在太饿了。

我在家乡杜鲁斯市停留了一段时间，一面整理行囊，一面着手撰写论文。1998年4月，我和莉亚搬到南达科他州的戴德伍德镇，开始第一份全职工作，成为专业物理治疗师。在那里我终于彻底戒掉了肉食。

戴德伍德镇让我有了转变，让我戒掉肉食改吃全素，到现在还让许多人难以置信。戴德伍德镇是个荒凉的地方，人口1 000出头，在这里要吃个简单的芝士比萨，必须开车20分钟；要找到有机或全谷类食物是不可能的。我必须到邻近的大城市采购一星期的食材，还在家附近开了个菜园。我的邻居是海豹突击队的退役军人，他之前一直相信在这个贫瘠山坡上连一根杂草都种不出来，但我让他跌破眼镜，我种了栉瓜、豆子、西红柿和甜椒。

我几乎每天跑步，每次10~35英里不等。我穿过布莱克丘陵大片的西黄松林，踏过广阔的草原。有一次我发现身边布满野生的紫锥花，随手摘了几朵做成了茶。尽管吃肉的欲望已经远离，但我仍对无肉生活有点不太确定。我的身体成了实验室，尝试各种蔬菜、谷物、水果和坚果。

有一次的实验结果非常差。我把少许橄榄油装在随身瓶中，开始35英里的跑步。我想，既然人体需要能量，油和脂肪难道不是最佳的热量来源吗？我在路上豪饮橄榄油，随即就开始拉肚子、狂打嗝，还伴随着强烈的恶心感，最后只好放弃这种方法。

一有机会，我就从家后门跑到附近的山丘上，或开车到比格霍恩山脉花几个小时在靠近怀俄明州的荒山上尽情奔跑，享受挥汗如雨的感觉。然而我不怎么喜欢自己的生活。我身边有很多需要帮助的人，那些人每天抽两大包烟，不知道运动的必要性，饮食也不健康，这令我很沮丧，却狠不下心来责备他们。

戴德伍德镇的生活对新婚夫妇来说是寂寞，是孤单——尤其是其中一人的工作之无聊乏味，简直就像整天把一颗大圆石滚上斜坡那样没有成就感。没多久，工作上的忧虑就开始跟着我回家，我不知道该怎么处理情绪，莉亚也束手无措。我只好花更多时间在山坡上，带着我的训练伙伴"汤托"（一只阿拉斯加哈士奇）奔跑。它和我一样喜欢跑步。我听见了原野的呼唤，内心的野性一次次催促我在大自然里奔驰。

我涉猎了更多的佛学道义和有关自我实现的理论，期盼能从这些神秘学说中求得心灵平静。我祈求自己能真正得到跑步带给我的安宁——那种跑得越久、身体越疲惫，却越能感受到的祥和。胜利固然令我欣喜，但让我兴奋的，却是能将一切寄托于跑步，不再烦忧和痛苦的感觉。

挑战 100 英里长跑：加强训练，控制饮食

每天我都跑 10~15 英里，周末则增加到 20~30 英里。我在和莉亚长谈后得到她同意，飞往弗吉尼亚州和俄勒冈州参加超马赛。旅行的开销惊人，我陷入信用卡债务危机，但我一心想跨越自我极限，发掘自身的潜力。我满腔热忱，想法却很实际，我背负的可是庞大的债务。对于一个从小领取政府救济食物券的人来说，欠债是一件可怕的大事。

但也在这一年，我接连赢得马更些河 50 英里赛和詹尼葛瑞 50 英里耐力赛，也在明尼苏达船夫小径赛刷新纪录。我能够频频缔造佳绩，是受眼前的形势所迫，还是因身为明尼苏达州人的坚毅性格？还是如同达斯汀的观察，我有"挪威人的固执、法国人的傲骨、波兰人的愚蠢"？也许我内心隐藏了纯粹的善的意念？我摸不清，猜不透。

为了找寻答案，我必须再给自己一次尝试——挑战100英里的长跑。

我选定洛杉矶100英里耐力赛，比赛在9月底的星期六举行。

这是美国最难的超马赛之一，赛道穿越加州圣加布列尔山脉，爬上海拔6 706米的高山，再陡降8 000米。因此，我加强训练，控制饮食，然后给我最得力的陪跑员打了电话。

跑得越久，体力越好

镜头拉回本章一开头的场景，就在50英里处的奇拉奥营地，我的陪跑员在吼叫。这次达斯汀不是怒吼着"你这个没种的呆瓜杰！"或"来啊来啊！蠢波兰佬！"，也没有用泥巴代替欢迎彩带扔我……

他是用西班牙语在喊。

我转过头去，终于发现他大吼的对象：一群体格健壮、小麦色皮肤的男子，他们头发乌黑，上身穿着宽松的衬衫，下身像穿着长裙，脚上套着用废弃的轮胎编成的凉鞋，大概都四十来岁。我第一次听说这群人，是在新墨西哥州阿尔伯克基市的荣民医院实习时，那时有个纽约来的同事荷西·卡马乔，他在抽屉上贴了一段励志名言："你用赤脚碰触大地，与地球融为一体，就可以无穷无尽跑下去。"

如果你曾经在美国跑过一场超马赛，就不会对这些人感到陌生，他们是来自墨西哥铜峡谷的塔拉乌马拉印第安人，古老的原住民，据说他们可以面不改色随便跑上几百英里而不流一滴汗。根据相关文献及《天生就会跑》中的描述，他们话不多，崇尚蔬食，从小就开始跑步。他们是天生的跑步高手，和我们这些从小看电视、打电动的美国小孩完全不同。我和达斯汀都看过他们站在起跑点上（或是折返点）悠闲地抽烟。他们和其他人保持距离，不苟言笑，也不皱眉头。其他选手忙着拉筋暖身的时候，他们动也不动。裙子很明显是新织的，有一个人的裙子还是用床单改的，上面绘有芝麻街的那只大鸟。

这时候，班恩·西恩默默晃到我和达斯汀身旁。过去4年中，班恩3次在洛杉矶100英里耐力赛夺冠，是全美顶尖的100英里优秀跑者。他刚戒毒成功，上半身全是刺青，他最喜爱的图案是从棺木里爬出的人和骷髅头。他留着朝天的朋克头，超爱重金属摇滚教父奥齐·奥斯本的歌。他常带着他的宠物捕鸟蛛、蛇、蜥蜴到学校图书馆或女童子军营队等地方展示。补充一点，他是幼儿园老师。

"这些人跑完100英里只算热身，而且他们会在每一处山脊上停下来，吸大麻之类的。"班恩咧嘴笑了笑，看起来是那种脏笑。他稍微拉筋伸展一下，身上的刺青图案也跟着被扯动。

他是在跟我们开玩笑还是说实话？我不知道。

"好吧！"达斯汀回答，"真是满口蠢话。"然后他对班恩说我会狠狠打败他。达斯汀真是个好人，怎么对我这么有信心！

接着，达斯汀开始对着那些印第安人大吼西班牙语。（我后来才知道他说的是："去死吧！穿什么大鸟姐姐的衣服，不能再蠢了！"）我回过头去，又瞄了他们一眼。他们好像是飘在山路上，丝毫不费力气。难道他们真的吸了什么神药？如果有的话，我也想来一点。

比赛前我曾怀疑自己能否跑完这 100 英里。达斯汀叫我不要当胆小鬼。"你就这样想：先跑完 50 英里，再接着跑一个 50 英里，好吗？你跑得越久，体力越好，不是吗？"

正如我所料，班恩是我的头号劲敌。其他劲敌包括汤米·尼尔森，人称"勇者汤米"，他很有胆量，还会耍小手段。如果晚上他跟在某人后方，他会先关掉自己的头灯，等逼近对方时突然打开头灯，趁对方不知所措时奋力冲刺，借此削弱对手的意志——对方本来以为自己领先，没料到有人一直紧跟在身后。

前半程我一路咬在班恩后面，塔拉乌马拉人紧跟在我们身后。每次遇到陡峭的上坡，我就能跑得比班恩稍快一点，但那些塔拉乌马拉人神色轻松，比我更快。他们到底是怎么飞过这些上坡的？下坡时我和班恩不断踩到石头和树丛，而塔拉乌马拉人却神态自如地飘过这些障碍。是他们的编织凉鞋特别适合跑步吗？如果他们连下坡的技巧都已掌握，那还有什么能打败他们呢？

路途越来越艰辛。达斯汀在 50 英里处开始陪跑。我一直觉得我会狂抽筋，或膝盖整个碎掉，或是低下头来惊觉自己的手肿得不成人形。我从来没跑过这么远的路，也不知道能不能支撑到最后。

塔拉乌马拉人从开跑就一路紧紧咬死在我后面，他们轻松滑上山又溜下山。不过到了 70 英里处，他们的脚步终于放慢了。

90 英里处，夜幕低垂，我和达斯汀看到前后都有跑者头灯的光点，当时我们决定效法勇者汤米，把头灯关掉。不过很显然，汤米本人也在玩这套——跑在我们后方的光突然熄掉了。前面的班恩也关了灯。我们就这样一路摸黑跑到终点，一边紧跟着看不到的班恩，一边忙着和身后看不到的汤米拉开距离。这种感觉相当奇妙，而且我的双腿也不再酸痛，倦怠感也没了，仿佛我跑的就只有这最后的 10 英里，之前的 90 英里都不算数。最终我们相差不到 10 分钟。

我拿下了第二名，击败了传说中的塔拉乌马拉族人，差点胜过那个卫冕的刺青人。我差点就拿了冠军。

从此我知道自己有能力跑完这么长的距离，也有夺冠的实力。只是，我先低调不张扬。

我把这当作自己的小秘密。

摄入足够的蛋白质

吃素的超马选手如何摄入足够的蛋白质是个棘手的问题。在此提供我的小窍门：在早餐的果汁里加入坚果和素蛋白质粉（糙米、大麻籽粉、豌豆、发酵的黄豆粉）。我也会吃点谷类制品，如发芽谷类吐司，再涂上坚果酱，或发芽谷类粥。午餐总是一大碗生菜沙拉，最爱的沙拉是羽衣甘蓝拌黄豆制品（豆腐或印度尼西亚的天贝等），要不然就是毛豆和一大勺鹰嘴豆，有时候是上一餐剩下的谷类或藜麦。晚餐也是些豆类或全谷类，例如全谷类意大利面。如果中午没吃黄豆制品，晚上就会补一点。

平常我会带些有机营养棒和多种果仁当零食，要不就是黄豆、坚果等素食点心，如此可多加补充蛋白质，让身体保持在最佳状态。

我尽量吃传统的全谷类食物，而非精致的素肉食品。我也尽量吃发芽、浸过水或是发酵过的食物，这类食物能破坏、分解不易消化的纤维素。黄豆制品中我偏爱天贝、味噌和豆腐，这些食物不仅较容易消化，也含较少的植物性雌激素（有些研究指出它有类似人体内雌激素的功效，但有些医学证据表明并非如此）。我吃发芽谷类面包、薄饼，在家会先将谷类浸泡后再食用。

斯科特独门素食
明尼苏达墨西哥辣豆酱料理

自从那晚尝过墨西哥辣豆酱后,我马上意识到,不虐待自己的味蕾,也可以当个幸福的素食运动员。只要吃一口,鲜甜滋味立即涌上舌尖,那口感和肉食一样。混合小麦片能提供多种碳水化合物,加入其他食材后,便富含蛋白质。大量运动之后,来这样一盘墨西哥辣豆酱最合适不过,尤其在酷寒的冬夜。

原料:

椰子油或橄榄油　2 汤匙

蒜瓣,切成细末　2 颗

洋葱,切片　1 杯

中等大小蘑菇,切碎　8~10 朵

青椒,切碎　1/2 杯

红椒,切碎　1/2 杯

红萝卜,切碎　1/2 杯

墨西哥绿辣椒或其他品种的辣椒,去籽,切成细末　1 根

冷冻玉米粒　1 杯

孜然粉　1 茶匙

香菜　1/2 茶匙

辣椒粉　2 汤匙

海盐(依个人口味酌量)　2 茶匙

黑胡椒　1/2 茶匙

罐装切块西红柿　1 罐(约 794 克)

罐装纯西红柿汁　1 罐(约 425 克)

罐装四季豆,沥干　1 罐(约 425 克)

罐装黑豆,沥干　1 罐(约 425 克)

罐装红豆，沥干　1 罐（约 425 克）
水　$2\frac{1}{2}$ 杯
干燥的混合小麦片　1/2 杯
辣椒酱或卡宴辣椒（依个人喜好）
香菜叶，切成细末，装饰用　1/4 杯

将油倒入炒锅中，开中火或小火将蔬菜与辣椒拌炒约 10 分钟至蔬菜熟软。若蔬菜开始粘锅，加入几汤匙水。除了装饰用的香菜叶，其余食材都放入炒锅，盖上锅盖，用中小火焖煮约 30 分钟。再次将锅中食材翻动，继续焖煮 20~30 分钟，直到所有食材都熟透入味。加入海盐调味，想吃辣一点，可加入辣椒酱或卡宴辣椒。煮好后，倒入盘中，放些香菜叶装饰。吃剩的可以放入冰箱冷冻。这些原料可以做出 8~10 份辣豆酱料理。

9

静雪，秘雪

1999 年，备战西部 100 英里耐力赛

> 山峦在呼唤我，我必须往那儿走。
>
> ——约翰·缪尔（美国环保运动领袖与国家公园之父）

我蹑手蹑脚地从地下室爬上来，小心不惊扰熟睡中的家人。我拉开窗帘，望着窗外，飘落的雪花在新月的照耀下晶莹剔透。这是 1998 年 12 月中旬，清晨 5 点，气温零下 12℃。我穿上聚丙烯纤维材质的贴身长袖内衣裤，套上风衣、羊毛外套、热身裤和厚羊毛袜。我选择的这条道路——能带我实现梦想的路——最终会带我跑过将近 40℃的大峡谷、蝎子都要找地方乘凉的沸热沙漠。不过，这条路的起始点就在此地，就在此时。

再加一层御寒衣物：北欧滑雪帽和芬兰滑雪手套。很多人无法理解我的选择。身为高中毕业致辞代表、有执照的物理治疗师，以及作为丈夫的我，却过着负债 30 000 美元，在杜鲁斯的岳父母家地下室寄居的生活，每周有 5 天骑 10 英里自行车去滑雪屋打工，时薪 5 美元。

被窝里还是暖暖的，室外天色漆黑，白雪覆盖着大地。我想，这是我未来的路。我系好跑鞋鞋带。回到明尼苏达州后，为了在雪地里踏稳脚步，我在鞋底装了加强附着力的金属螺丝板。

我们是在12月初时回到明尼苏达州的，又可以与达斯汀、嬉皮丹时常碰面了。我们一起跑步，有时一起滑雪。住在附近的运动员如杰斯与凯蒂·柯斯奇夫妻也和我们一起练跑，这两人恰巧都是素食者。他们听说过我在船夫小径赛的表现，嬉皮丹也告诉他们我读了很多书，很注重营养与健康，于是他们送了我一本霍华·李曼的书《红色牧人的绿色旅程》，作者认为工业化畜牧生产的肉、鱼、奶制品不仅污染地球，而且对人体也有害处，甚至扼杀了纯净的灵魂。作者出生于蒙大拿州，观念保守，是第三代牧牛人，如果连他都认为蔬食是唯一干净的食物，那我一定要好好实践我的素食计划才行。我不再为莉亚老是买昂贵的有机农产品而抱怨，因为吃得正确，才是最便宜有效的健康保险。

全素食者依然可以享受肉食的口感

虽然我仍担心蛋白质摄入不足，但许多报告都明确指出肉类影响健康，所以，我想应该是时候放手一搏了。成为全素食者唯一要克服的问题，就只有口感。我无法想象以后都吃不到芝士、奶油和蛋的日子。我实在太爱甜食了，也很爱芝士比萨。

我先一边试喝豆浆、米浆，一边从伦理与营养的角度思索不吃肉的理由。有个星期天早上，我和达斯汀及柯斯奇夫妇结束20英里晨跑后，我请他们吃我首次试做的香蕉草莓素松饼（食谱见本章最后），表皮金黄，香甜浓郁，营养丰富。一入口，水果的香甜就在我的舌尖上旋绕起舞，这是前所未有的体验。就在那时，我觉得自己未来可以不再渴望奶油与蛋的滋味了。

牛奶比较难取代。我的成长过程中，几乎餐餐必喝牛奶。小时候，奶奶会带着大罐牛奶桶到邻近的牧场装满新鲜牛奶。长大后喝到的牛奶，都不是来自附近的牧场，而是企业化大牧场生产的牛奶，牧场里的牛被定期注射合成的生长激素，一群群牛挤在栅栏内，生活环境非常差，饲主也会滥用抗生素。来一杯这种牛奶？不了，谢谢。鱼肉我也戒掉了。除非我亲手从自己认为干净的水里捞鱼上岸，否则我吃下肚的三文鱼、鳕鱼里也可能含有有害的荷尔蒙和其他化学物质。

更让我感到高兴的是（我承认，也很惊讶），戒掉一些熟悉的食物，却有机会吃到更多样、更美味、更新奇的食物。新的食材包括新鲜的水果、蔬菜、豆类、坚果、全谷类和如味噌、豆腐、天贝的黄豆制品。我搜集了各种素食食谱，逛遍了异国风味的超市，也扩充了自己的味蕾体验。我在美国中西部吃到的素食永远一成不变，但因为我能到各处参加比赛，因此体验到日式海菜、玉米薄饼的单纯滋味，和泰式红咖喱的多层次口味。

我可以骄傲地宣称，我是个素食主义者（我通常不说得这么直白，因为有些人觉得这个词代表极度矫情、自以为是的人），也是个运动员。不过，我不会为了死守饮食原则而让自己挨饿（尽管我随身会带着蛋白粉）。比如有一次我在欧洲狂吃芝士；有一次在偏远的墨西哥乡村，大嚼掺入了猪油的豆子料理。有一次出发到哥斯达黎加浮潜前，我很确定那里有素食料理，到了当地才惊觉，所谓的素食料理，是将烤过的蔬菜塞进大鱼的肚子里。我当时太饿，而且比赛马上开始，只好将就着吃下肚。上述破戒都是特例，我是迫于生存的本能才吃肉，并不是因为垂涎肉食或觉得肉食不可或缺。

那些例外都是后话了，因为这时我还没成为举世闻名的超马冠军，不用面对成为超马冠军后的困难抉择。我现在正系好鞋带，跑鞋的底部装了防滑螺钉。

我在门口深呼吸几次放松，然后迎向破晓时分的严寒。我本来的目标是跑到山那头，但现在看起来这些雪地摩托车骑过的路径也是不错的选择。此刻夜幕仍深沉，狂热的雪地摩托车不可能出没，游客这时还宿醉未消，骑车对他们来说还太早。我勇敢地踏出了第一步，脚踝立刻深深陷进雪中。很好，虽然有点走不动，但我不会因此怯步，困境能提升自我，这是我早就体会到的道理。所有飘游在宇宙中的"为什么为什么为什么"无法让我平静，也不会给我答案，但是只要坚持去做一件事，我的心里就有股强大的力量带我前进。我踏出了下一步，接着又一步，继续跑着，在黎明之前的黑夜，昂起头往那一轮弯月方向跑，桦树从身旁闪过。

将自己丢入 100 英里的险境

耐力赛后，我知道自己通过了试炼，也锁定了下个目标。

职业棒球小联盟选手一定早就听说过棒球之神贝比·鲁斯的英名；青年登山者也必定早就听过圣母峰的大名。而我早就知道这场比赛的威名了：西部 100 英里赛。

关于这项比赛有多难、跑者的精神会遭到多少折磨、身体会如何备受煎熬的讨论从未间断。因此，为了准备这场比赛，我必须在险恶的地方训练。这就是我回到家乡明尼苏达州过冬的原因，这也是为什么我跑在雪地里，脑中却想着北加州。

我将西部 100 英里赛列入征服清单内的时候，它堪称全球最有名的超马赛事。80 年代美国广播公司电视节目"运动大观"两次特别报道了它的高难度赛道，比赛全程设置了 21 座补给站、6 座防护站（比一般超马赛数量高出很多，可见其难度之高）。在 24 小时内跑完全程的选手，可获赠一只纹银腰带扣环；在 30 小时内抵达终点的选手，则获赠一只黄铜腰带扣环。夺冠的选手能把黄铜制的美洲狮奖杯带回家。这项比赛每年吸引超过 1 500 名义工及 369 名长跑选手。这些选手前一年至少都跑过 50 英里赛，而且通过了西部 100 英里赛的报名抽签机制。

西部 100 英里赛一直是加州人的骄傲，历史上男子组只有一位非加州选手夺冠，他也是我的榜样。过去 10 年，北加州已经慢慢发展成长跑运动的中心，这项赛事的前几名也几乎都由当地跑者囊括。当地的超马名将提姆·特梅耶 5 次夺冠。有人说，特梅耶根本不用管其他的，他熟悉这条赛道，这里是他的主场。

1997 年，冠军换人了。前一年，有个来自马里兰州、曾任海军潜水员的麦克·摩顿跑到一半黯然弃赛，这恰好印证了长年以来的说法：除非你已经习惯在这个比赛场地跑步（最好家乡就在这附近），否则一点获胜的可能性也没有。1997 年他再次站到起跑线上，有人佩服他的勇气，但更多人怜悯他的愚蠢顽固。没想到他却令全场大跌眼镜——以领先特梅耶 1 小时 33 分钟的惊人成绩夺冠，也创下了 15 小时 40 分钟的新纪录。

我想要的就是这位潜水员的成就。也想借西部 100 英里赛，向北加州人和其他有主场优势的人证明——我身上也有跑步的灵魂，也值得成为镁光灯焦点。我更想向自己证明：我是有价值的选手。我当然知道这非常不容易——特梅耶在1998年重新站上了冠军宝座。我能体会到，胜利的背后要付出极大的心血，经历很多困难，但我就是想经历更多痛苦，摸清自己到底有多少能耐。把自己丢入100英里的险境，和世界上的顶尖长跑选手较劲，应该会得到我想要的痛苦。

西部 100 英里赛

西部100英里赛的前身是"戴维斯杯"骑马赛（以当地企业家洛伊·戴维斯命名），创始于1955年，当年北加州的生意人沃特·T·罗比在一天之内便骑了100英里，事后他说他只是想证明"我可以"。次年起，男女骑士从各地骑着马来角逐"戴维斯杯"。比赛规则很简单，只要能在24小时内骑马抵达终点（抵达终点时马匹的状况必须是"可以继续前行"），就能获得一只纹银腰带扣环。

有位名叫高登·安斯雷的杰出人士骑着一匹不太杰出的马前来参赛，却意外将这个骑马比赛变成了跑步比赛。安斯雷有多重身份：脊椎按摩师、野外求生专家、伐木工、马术家、摔跤选手，当然也是优秀的长跑健将。他留着一头长发，蓄着蓬乱大胡子，体型剽悍，如果混入橄榄球员或足球后卫中也不显得奇怪。在马拉松界，他是"克莱兹代尔组"（指体重超过90公斤的选手组）的风云人物，在1973年巨树大道马拉松比赛中，以2小时52分的成绩，创下该组的纪录。

不过，安斯雷最爱的还是戴维斯杯骑马赛，1971年至1972年都捧回了纹银腰带扣环。1972年，他把最宝贝的马送给了心爱的女人，可惜情路坎坷，绝情的爱人带着他的爱马抛弃了他。1973年他换了一匹马再次参赛，到了 30 英里处，正是树林茂密的鲁滨逊平原，马儿受伤罢工了。1974 年，这位好汉不想再弄伤一匹马，于是决定自己站上起跑线，用双脚应战。

那年的比赛日艳阳高照，还有马儿因受不了酷热而暴毙。安斯雷徒步抵达终点时，只花了 23 小时 42 分钟，他再次赢得了纹银腰带扣环。好笑的是，赛后的身体检查是由兽医给他做的。

1975 年第二个人尝试以脚代马，结果在 96.5 英里处弃赛。1976 年另一位叫肯恩·牛仔·夏克的长发男子挑战成功，以 24 小时 29 分完赛。感谢这几位开路先锋创下的先例，1977 年，西部 100 英里耐力赛诞生了，有 14 位跑者和马匹一决高下，最后只有 3 位跑到终点。1978 年筹备委员会决议让跑者与骑师分组竞赛，并将比赛日期调整到比较凉爽的月份。从此，比赛便定在 6 月最后一周举办。

这段赛程起点在斯阔谷，一开赛就要在 4.5 英里内爬升 770 米，抵达海拔 2 667 米的移民隘口。接下来的路径得上升 4 700 米，又陡降 7 000 米。选手的途经地是北美印第安民族派尤特人、休休尼人、华秀人的祖居地，这里环境险恶，难以维持生计，原住民族主要采摘坚果、莓子，捕捉昆虫、蜥蜴，挖取块茎，但只能猎捕到兔子、松鼠之类的小动物，很难有机会猎杀到比较大的叉角羚。后来原住民族饱受天花摧残，又被白人的子弹威胁，从此消失在历史长河中。

原住民离开后，这里变成拓荒者和淘金者的领土。赛道附近有个地方叫东纳隘口，取这个名称是为了纪念一群遭遇不幸的拓荒者。这群先民怀抱着对荒野大西部的憧憬，搬到此地居住，却难逃悲惨命运，全部在 1846 年底 1847 年初的冬季命丧此处，埋骨异乡。相较之下，拿不到完赛的腰带扣环，应该不能算憾事一桩。

征服超马的第一步：雪地进阶跑步法

　　月亮已打道回府，灰蒙阴郁的天色，预告着今天又是湿冷昏暗的一天。我打着哆嗦，跑过一棵棵白桦树，越过一片片广阔荒芜的田野。双脚陷入茫茫白雪，用手奋力挖雪，拔出双脚；踏出脚步后，又再度陷入深雪，我再次拔出。四周静悄悄，仿佛时间已静止。颤抖的双腿，沉重的脚步，规律的踏步，宣告我是这迷雾森林中唯一的生物。只有我。这个早晨我会跑 1 小时 15 分钟，共 10 英里，每英里跑 7 分 30 秒。明天再跑 10 英里。后天也是。周末，加倍跑 25 英里。

　　身旁有些朋友知道我的训练方式，也听说我的饮食方法，都觉得我脑袋有问题。我那体重如吹气球般长到 127 公斤的父亲，要我多吃牛排应付长距离跑步。当我回应他该多吃点蔬菜身体才会健康，他却说等到我 40 岁，就会知道这种饮食会让我变成何种体态。我外公艾德也告诫我，没人能光靠"水果和坚果"过活，而且，当我活到 40 岁，就必须换副膝盖。

　　但我觉得自己正处于最佳状态：耐力充足，每次长跑后的酸痛感少了，长跑后的恢复时间也大幅缩短。我感到更轻盈，更强壮，速度更快，而且，比以前更年轻有活力。

　　我跑回家，已是清晨时分，天色灰暗，太阳看起来不像会从云层中探出头来。早起上班的人准备出门，车子冒出白灰烟雾。我推开大门，拉拉筋，冲澡，让自己焕然一新，迎接这一天。

核心肌群训练

跑步主要用双腿，但也会用到背部和腹部的肌群。要训练肩胛部位肌群，可以到健身房里做扩背下拉和划船动作。如果做瑜伽，蝗虫式、桥式、船式动作也可以训练到脊部肌肉。

至于腹肌，日常生活里就可以训练，例如骨盆保持不动，让双腿持续运动。平板支撑（plank）是简单好做又有效的方法。例如俯身撑地动作，你可以趴在垫子上，拉直身体，抬高臀部和骨盆，肘部和脚趾支撑于地，让头、身体到双腿呈一条直线。侧身撑地这个动作同理，改用肘部与同侧的脚趾支撑。

以上都是初级动作，还可加入手臂或双腿运动，或加上平衡球、平衡训练垫等辅助器材。瑜伽中训练核心肌群的动作，都有助于跑步。平时也可做普拉提，也会起到锻炼核心肌群的作用，可增强体魄，使脚步更快。

斯科特独门素食
八宝草莓松饼

第一次做这种松饼，是在明尼苏达州的冬季跑完 20 英里之后。端出的成品给了我两点启发：第一，不加牛奶，不加蛋，也可以创造香甜奶味；第二，谷物的种类远比想象的丰富，很多我连听都没听过。全谷类面粉可在健康食品店找到，如果你有一台超强马力的维他美仕料理机，也可以像我一样自己动手做出新鲜的谷类面粉。倒入多种谷物，研磨出两杯面粉的分量。

鼠尾草籽或亚麻籽可用来替代蛋，吃起来除了丰富口感，也富含碳水化合物及蛋白质。清晨长跑前，吃个松饼是个可以储备能量的好选择。吃不完的，我常会带在身边当小点心。

原料：

全麦面粉　1/4 杯

荞麦面粉　1/4 杯

全谷类面粉　1/4 杯

燕麦粉　1/4 杯

小米粉　1/4 杯

裸麦粉（即黑麦粉）　1/4 杯

大麦粉　1/4 杯

玉米粉　1/4 杯

鼠尾草籽粉或亚麻籽粉　1/4 杯

泡打粉　2 茶匙

海盐　1/2 茶匙

乳类替代品　2 杯（请见第二章中米浆的做法）

橄榄油　3 汤匙

龙舌兰蜜或枫糖浆 2 汤匙

香草精 1 茶匙

冷冻或新鲜草莓，切丁 $1\frac{1}{2}$ 杯

椰子油 1 茶匙

枫糖浆或水果酱，做蘸料用

　　将各类面粉、鼠尾草籽粉或亚麻籽粉、泡打粉、海盐倒入碗中。加进米浆等替代乳品，以及橄榄油、糖浆、香草精一起搅拌均匀，再放入草莓。

　　将椰子油在煎锅底部铺平，开中小火加热 3~5 分钟，可用水滴入煎锅看看是否吱吱作响来试温度。把约 1/2~3/4 杯面糊分次放入煎锅，等饼皮底部煎至金黄，上方鼓起小泡泡，再翻面煎另一面。其余面糊的做法相同。端上桌时记得附上枫糖浆或水果酱，可以蘸着吃。这些原料可以做出 10~12 份的 6 寸松饼。

10

危险诱人的旋律

1999年,继续备战西部100英里赛

> 白雪。骄阳。砂石。苍天。他正在做他熟悉、热爱的工作。正是此刻,正值此时。没有紧迫的压力,唯有向前的动力。
>
> ——詹姆士·盖尔文(美国作家)

市面上没有任何书可以教你变成100英里超马赛冠军。我知道没有,因为我找过,而网络此时刚刚问世,所以我自己拟订作战计划。

首先,4月底,我和莉亚搬去西雅图,到一家叫"跑步地带"的运动用品店工作。店老板是一位名叫斯科特·麦克库布瑞的超级马拉松名将,1997年我在克利埃勒姆50公里路跑赛中与他相识,后来他请我到他店里工作。

经过在雪地中的艰苦训练,我已经相当了解自己的实力。为了备战西部100英里赛,我必须在山路上训练。

接着,我向历史上的优秀跑者讨教。

1922年，阿瑟·F·H·牛顿挑战南非铁人马拉松赛，全长55英里，当时他已38岁，年纪和体力都并不是很适合这种比赛，他也知道自己的竞争对手都是年轻人。不知他是出于过人的智慧，还是想干脆拼命狂练，他决定每天至少跑10英里以上，这在当时可是相当极端的训练方法。后来他5次夺下南非铁人赛的冠军；不仅如此，他在30、35、40、45、50与100英里处，皆缔造亮眼佳绩。他绝对有资格荣获"长距离慢跑训练之父"的头衔。在饮食营养方面，他也是先驱，他对自己的独门配方相当有自信，有些人甚至称之为"神秘灵药"（其实是柠檬和盐的混合物）。

柠檬加盐和长距离慢跑，这还不够。于是我继续研读前人的智慧。

这次是澳洲籍田径教练派西·塞洛提，他本来是女性服饰品牌经理，也是有机食品提倡者。一般人都会把超马跑者看成怪咖，这位塞洛提先生更是怪咖中的顶级怪咖。他说过，他的姓氏"塞洛提"（Cerutty）的读法很简单，和"诚恳"（Sincerity）的读音一样，只是不念出最前面sin（意为罪恶）的音。

塞洛提43岁时患了精神疾病。医生断言他两年内必死，于是他开始自创养生疗法，从饮食、运动及生活方式着手。他声称自己遵循的是一种结合了斯多葛学派和剽悍的斯巴达文化的全新"斯多巴达生活"。他认为，运动员的必备条件是可以"勇敢做自己，意志坚定，为理想奋战"，但同时也要"正确饮食，理念坚定"，并且能"陶冶智慧，欣赏艺术"。

根据塞洛提的说法，"身为人类，为了追求真正的成长，唯一正确的方法是：脱离自己的舒适圈。"

两年后塞洛提没死，反而康复了（他后来活到90岁）。他不用秒表等训练辅助器具，用的是直觉式训练方式，让运动员运用与生俱来的天性。他要求学生短跑冲刺翻越沙丘、练习举重和瑜伽，而且对他们的饮食严格控管——只吃生鲜食物和全谷类制品。他潜心研究动物跑法，掌握人类跑者的核心动作。他甚至禁止学生喝酒，任何一种含酒精饮料都不行，也不准通宵达旦在外面开派对。

他最有名的得意门生是20世纪50年代全球首席中长跑选手赫伯·艾略特。艾略特认为，老师的斯多巴达式训练"很棒，也很辛苦……训练宗旨基本上是'大家一起成为人中之龙，大家要相互扶持、同甘共苦，一起锻炼出强健体魄，一起更上层楼'"。

以上两种超前的训练方式都突破了当时的常规。牛顿强调长跑，塞洛提则倡导全方位训练——跑道上与精神上的锻炼都不可少。

我的成长环境跟一般人不太一样，可我选择的成长方式却很平凡。我一直努力成为别人眼中的乖孩子，不仅是守规矩而已，而是百分之一百二十地遵循父母、老师、老板和教练设立的标准。

这就是为什么我深受牛顿和塞洛提的吸引，他们突破了常人设立的局限，闯出了自己的一片天地。

这也是为什么达斯汀的出现激励了我。许多障碍其实是人们自己设了限，跨越这些障碍的人，都是我的老师。有一个人让我收获最多，他在我心中是西部100英里赛的超级偶像。他叫查克·琼斯。

"分段跑"才是征服超马的不二法门

琼斯1985年才开始参加50英里长跑，到了1986年便获得西部100英里比赛冠军，击败上届冠军吉姆·金恩（金恩的主业是种开心果，兼任"神的教会"牧师）。这件事情在超马圈（当时圈子很小）里轰动一时。他每星期的训练里程超过 200 英里，其他跑者每周只跑大约 120~140 英里。在西部赛有一段特别险峻的上坡，美国广播公司电视台记者跑到他身边说："我们镜头拍到你的时候，你脸上都挂着微笑。"琼斯没有停下脚步，一边跑着一边回应说："是呀，我很喜欢跑步。"

琼斯家中有 14 个小孩，他排行 13。4 岁半时，父亲自杀。在学校里他从不参加集体活动，因为母亲买不起队服，也付不出交通费。16 岁那年他开始打鼓，学习超觉静坐，二十岁出头开始练习竞走。为了缩短体力恢复的时间，他戒掉了咖啡因和烟草。果然帮助很大。

贫困的童年。非正规且艰难的养生法。简单原始的跑步训练方式所带来的纯真的快乐。这个过程，我怎么感到很熟悉？

达斯汀也让我佩服。我离开家乡后，他完成了一连串"丰功伟业"：划人力独木舟绕行整个苏必利尔湖畔（全球最大淡水湖，面积 82 000 平方公里）、在比萨店做比萨、到处赢比赛、当盖房子工人、到处交女朋友、以给滑雪用具上蜡保养为生、住过 5 个不同的州。简直就是个浪子。

几年前，在老奶奶马拉松比赛的前夜，他在终点线附近的水岸酒吧痛饮。喝到深夜，他担心自己睡过头错过第二天清早去比赛现场的巴士，又怕自己开跑前还在宿醉，于是他采取了当时最明智的行动：从终点线开始，反向沿比赛路线一路跑回了起点，接着他在草地上眯了一下。开跑后，他只花了 3 小时多一点就跑回了"终点"。如果说我这人老是疑问很多，考虑太多，那么达斯汀就是永远不顾一切地做着他想做的事。

达斯汀、琼斯、牛顿、塞洛提，他们都用自己的力量超越身心的极限，进而推展出新的极限。跑步对他们来说不只是运动或嗜好而已，他们也不认为这是人生必经之路。他们的人生充满了存在主义色彩。而我，也想变成他们。

搬到西雅图后，我跑步上下班，单程6英里。下班回家后，我在街道间跑步，湿润的空气令身体凉爽，肌肉也跟着放松，我用心感受新的环境。

而周末，才是我认真训练、探索极限的时间。我找到了测试极限的地方：塞山。

想攻上雷尼尔山和麦金利山的登山客，会先来塞山小试身手。有些家庭的年度盛事便是来爬塞山，非常认真的西雅图越野跑者也会跑塞山这条路。那些非常非常认真的超马跑者，会来来回回跑好几次。

我有自己的路径。我的目标在山顶。我要把整座山当作训练场地。搬到西雅图后的第一个周六，我开车到登山口，决定要来回跑好几趟。

塞山高约1 000米，听起来不算高，但如果你知道这是前4英里就要爬完的高度，就知道在这里练跑一点也不轻松。这表示每英里就要爬升约250米。当时我爬过最陡的山大概是180多米而已，但那是从2英里后才开始有坡度的，而且山路铺得很平整。

在塞山，上坡路段沿路排列着巨大的岩石，个个同休旅车一般大；铁杉、黄杉高得直上天际，盘根错节的树根占据了跑步路径。长90厘米、宽60厘米的多刺灌木不断刮过我的脸和身体。经过我身旁的，都是或挥汗上山，或鱼贯下山的登山客，而我是唯一的跑者。从山脚往上看，这段上坡路好像应该直通山顶，但我想应该不是这样，中途应该至少有一块平坦的路段。实际上真有那样一块平地，大概在山坡中段，长约90米，它有个很恰当的名字叫塞山平原。每隔半英里就有个长满青苔的木制指示路标，提醒着我身心的痛苦。第一天来到塞山，我花了 14 分钟才跑完第一个 1 英里。

塞山告诉我，比赛并不全是一口气跑完的，分段跑才是征服超马赛事的不二法门。明尼苏达州那段让双腿深陷的雪路让我体会什么叫举步维艰，塞山这段路让我知道什么叫看不到尽头。我用尽全力快跑上山，然后全速快跑下山——不是慢慢走下来的哦。我并没有慢跑登上塞山，也不是小心翼翼走路下山。第一次登塞山跑步，我就 3 次冲刺上山、3 次冲刺下山。之后开车回家，到店里值了整天班。

用心智控制身体，将思绪凝结到一个步调中

第二天清晨，我一点都不想离开被窝。我听见棉被里发出悦耳的旋律，这歌声来自被窝女妖，又温暖，又舒服，她要我待在家里读读书，听听音乐，或是赖在床上就好。没人呵斥我去练习，没人规定我必须去跑。放松一下也不会让谁遭受损失。被窝女妖这些诱惑的歌曲多么动人，可这些妖歌不知道已经害得多少跑者断送了跑步生涯。我可不想这样。女妖唱着：休息一会儿吧，你刚跑过一座山呢，不用再跑另一座了。

我以为吃素对我有帮助，但所谓的恢复时间大幅缩短到哪里去了？所谓的迅速恢复精力为何不见了？难道我的训练强度太大了吗？许多教练建议，训练的里程最好是比赛里程的八成左右。但是，许多教练自己根本不跑超马，没有人能持续承受 80 英里的跑步训练。所以我选择我认为最好的方式，我要在训练时，忠实复制超马跑者感受的压力——无论是身体、情绪还是心智。

跑完塞山的第二天，我很想跟床继续温存，但我努力对被窝女妖的歌声闭耳不闻。我决心跑另一条同样艰辛，嗯，有些人认为是更艰辛的路线。

世上并没有"十二岳"的跑步路线图。这段路程，是由出身西雅图的跑者荣恩·尼可五十多岁时规划出的路线。毫无异议，他的绰号"传奇荣恩·尼可"绝不是虚名，他是众所周知的"西雅图自虐狂"。许多超马跑者（连我在内）都在不断思考如何跑得最有效率，如何花最少力气踏出最宽的距离，荣恩却反其道而行，他采取极端的方式——先把事情变得很困难，从中找出最轻松的方式，然后再把事情变得更难。

"十二峰路线"的爬坡路段不像塞山那么长，但沿途景象完全不同。总长度约 35 英里（塞山来回 3 次总长度也才 24 英里），向上爬升到海拔 3 200 米高度，下山的缓坡也是这个数字。这条小径蜿蜒崎岖，路面泥泞，石头上布满青苔。小径延伸到丛林深处，覆盆子花开得张狂，跑过的人甚至给它取了个名字叫"越南"，因为只有亲身从这布阵中逃脱出的人才知其"难"。蕨草伏地蔓延生长，道路两旁的铁杉肃杀挺拔，黄杉犹如大军压境，棵棵剑拔弩张，好像想趁人不注意时伸出匕首刺击。树木似乎构筑成一座宏伟的教堂，让白天蜕变成极夜，连正午也不见天日。但是，遇到冻雨、下雪我也从不打退堂鼓，在 30℃ 高压锅似的闷热天气里，我仍照跑不误。

我的英雄查克·琼斯曾在采访中提到，某个隐秘世界里，共鸣、波长正在不断向我们的世界放送。大部分人听不懂他在说什么，我却能理解，他说的是让自己从浮世中消失，走进一个与眼前的世界既相连又分离的神秘世界。但我依然不知道该如何让自己拥有这种感觉。

以前我是靠阅读相关知识来精进我的滑雪技巧，这次我也从书籍中汲取养分。我发现了日本武士道精神：义勇、简朴、廉耻、牺牲小我。

武士道认为，在征战沙场时（对我来说是比赛开始时），最好将内心清空。空，不代表精神昏昧或漫不经心，而像瀑布灌顶时的灵光乍现与豁然开朗。这种状态能静心，把各种思绪凝结到一个步调中，好比用吸尘器吸起所有灰尘，或好比坐在跷跷板下端的人控制上端的人离地或踩地。我曾听某个跑者说他"跑自己的比赛"，这正是武士道的本意。

武士道注重的是现在、此刻，将过去彻底抛弃，且不奢想未来。美国作家梭罗秉持的就是武士道精神（尽管他本人没有注意到）。爱好长途散步的他曾写道："生活里有太多琐碎事情将我们啃食殆尽。正直的人用十根手指头就可以算数……我们需要的，就只有简单，简单，再简单。"因此，我创造出自己的武士道运动。我站在冰凉的河水中，用心智控制我的身体。我盘腿而坐，沉思，冥想，用心感受胸部的起伏，专注于自己的呼吸。

技术层面上，武士道强调武术修炼要精益求精；对我来说，这是指跑步的技术。在西北部山间练跑时，我要求自己聚精会神。长跑时大脑很容易放空，有时候也最好放空，但我努力不让自己分神。在比较难跑的路段，我全神贯注。下坡路段可稍微喘息时，我也特别注意掌控速度。

在西雅图训练一段时间后，我的耐力增强许多。达斯汀和其他硬汉说得没错，用力跑下去就对了，这样跑通常能训练耐力。此外，我的关节和肌肉也储存了记忆，知道该如何跑步。大脑则更容易放空，但也更容易被灌入意志。有时候我甚至觉得自己在飘浮，飘过一段段长满苔藓的小路。

参加西部100英里赛之前那周，我最后一次进行3趟来回跑的训练，塞山的前一英里我12分钟就跑完了，30分钟就跑下坡道。我已经能控制自己跑出超越平常的速度。第一次的上坡路我仅花费49分钟，第三次上坡进步到48分钟。而我第一次跑十二峰那条路，花了6小时40分钟，最后一次则只用了6小时15分钟。

收获最丰厚的是我的心智。黎明前的黑夜，我准备最后一次跑过布满沼泽的伊萨夸山脉那一刻，我听到了歌声。前一天我刚跑过塞山，一样来回跑了3趟。那是熟悉的旋律，但我并没有立刻听出来。我扑哧一笑，原来那是两个多月前被窝女妖唱的歌：快休息吧，回到被窝，回到我的怀抱。但现在那只是个轻快的背景小调。看来，西部100英里赛，我能轻松征服了。

一点一滴地进步

　　长期持续训练后展现出的成效，必定能让你满意。如果你好胜心强，求好心切，能跑得更快更久、不断超越自己的极限，必定更能让自己欢欣鼓舞。进步是很好的动力，也是让你保持运动的诱因。

　　如果想进阶为优秀跑者，你可以（也应该要）有其他辅助训练，以此增强肌耐力、柔软度及跑步技巧。不过，最简单的方法，就是跑快一点，所以你得训练自己拼了命地用力跑，就像我在塞山用力奔跑那样。

　　秘诀：持续跑 6~8 周，每周至少 3 次，每次跑 30~45 分钟，可以试着用八九成的力气跑步，或是先提升运动强度（到血液中乳酸开始堆积，但身体仍来得及排除处理的最大值），持续跑 5 分钟就好，接下来的 1 分钟放慢脚步，让身体休息够后，继续用力跑。逐渐适应后，可以延长这样跑步的时间，用力跑和稍微歇息的时间比例保持 5：1。举例来说，你可以用力跑 10 分钟，然后慢跑 2 分钟，或是用力跑 15 分钟，然后慢跑 3 分钟，依此类推。

　　4~6 周后，这样跑 45~50 分钟绝对没有问题，你也会跑得更快更轻盈。

斯科特独门素食
红豆巧克力糕

跑步期间,如果想来点香浓宜人的点心,红豆巧克力糕是最好的选择。这道点心的原料是易消化的豆类、香蕉、米粉和香草,口感比食材给人的感觉惊艳不少。此外,这道点心提供丰富的碳水化合物和蛋白质。

原料:

椰子油　1/2 茶匙

红豆罐头,沥干　1 罐(约 425 克)

中等大小熟透的香蕉　1 根

杏仁露或米浆　1/2 杯

稀释的椰奶　1/2 杯

大麦粉　1/2 杯

米粉　1/4 杯

可可粉　6 汤匙

枫糖浆　3 汤匙

香草精　1 茶匙

味噌　1 茶匙

或海盐　1/2 茶匙

枸杞、红醋栗或葡萄干　1/3 杯(依个人喜好)

素巧克力饼干　1/2 杯

烤炉预热至约205℃。在 9 寸的正方形蛋糕烤盘中倒入椰子油,铺平。将红豆、香蕉、杏仁露、椰奶放入榨汁机,打成浓稠的乳浆状。之后加入大麦粉、米粉、可可粉、枫糖浆、香草精、味噌,混合均匀。放入枸杞等干果再次搅拌,将混合物一起倒入蛋糕烤盘中,在表面撒上巧克力饼干脆片。烤35~40分钟,烤到酥脆。

巧克力糕冷却后,可以切成小块方形装入保鲜袋,放至冰箱冷藏,第二天就可以随身带着吃了。

11

"你小便了吗？"

1999 年，迎战西部 100 英里赛

> 如果你没有站在深渊边缘，就表示你占用太多位置了。
> ——"男子汉"蓝迪·沙瓦吉（美国摔跤手）

西部 100 英里赛前一周，我大部分时间都在担心。我害怕我的饮食方法错了，害怕我会跑到一半不支倒地，还担心比赛当天的天气比以前热很多。

的确，我的肌肉不像吃素前那么容易酸痛了，恢复时间也缩短了，而且我已经很久没有鼻塞了。西雅图大流感时，很多跑者卧病在床，只有我生龙活虎。我已经和塞山大战好几回合，如果可以用"征服"二字形容的话，我确实已征服了塞山。开赛前一周我先抵达加州，每天都在 38℃高温的山谷环境里跑步。

我尽量不去在意那些消极想法，而是告诉自己已经付出了多少努力。我已经磨炼了心志与筋骨，而所有的努力都将有所回报，我一定能安然渡过难关。至于胜利，我的血液里自然沸腾着对胜利的渴望。

其他选手也那么渴求胜利吗？我不得不承认，是的，他们也是。我也怀疑自己是否能浇熄他们的斗志，或至少直接挫挫敌方士气，所以我做了一件事：故布疑阵，让他们注意到我。

比赛当天一大早我剃了个光头，在起跑线故意高谈阔论我的新发型，还让大家都知道，要是输了比赛，我就永远留着光头。我还故意用很大的声音和我的陪跑员伊恩·托兰斯预演比赛的状况（达斯汀去参加别人的婚礼了）："如果我领先，跑在最前头……如果我第一个跑过达斯特角这个地标……在42英里处的时候……"声音大到每个人都听见了。这下大家应该都知道，我志在冠军。

我的假设是：其他选手看到我这样信心满满，应该会感到胆怯。这是我的计划。不过事情好像没有那么顺利。

用意志力抵达极限

伊恩和我参加前一天的赛前大会时，听到的都是卫冕冠军特梅耶即将六度坐上冠军宝座的讨论。当伊恩问起某位筹备委员，是否可以公布比赛纪录的分段成绩（麦克·摩顿在1977年创下），大家都暗笑不已。卫冕冠军特梅耶则挑了挑眉。

那挑动的眉毛表示不以为然：伊恩算哪根葱，觉得自己是老大吗？还有那个光头高个儿，明尼苏达州来的？这里可是高山人的地盘，他们平地小子来这里干吗？来捣乱的吗？

伊恩还是拿到了答案。他把摩顿抵达15个补给站的成绩逐一写在右手前臂上（他是左撇子），我也写在我的左前臂上。这些数字也要成为我的纪录。

我站在斯阔谷的起跑线,旁边一阵耳语。"他是平地长大的啦。""洛杉矶拿第二名?就敢来这里撒野?"我好像还听到有人偷笑:"明尼苏达什么船赛?"

时光倒转回 15 年前,我又是个少年。

"哈啰,皮维先生。"

"你去做就对了!"

"我不想再看到你!"

枪响,起跑!这时我从喉咙深处发出了一声低沉的、近似原始人的野蛮怒吼,声音低得快到脚踝了。有人以为我这种狼嗥是出于我对跑步的热爱,一方面是这样没错,但这怒吼展现的更是我此时的心情,能与全美国的顶尖好手站在同一战场上比画,我难掩兴奋。为了这天,我竭尽所能地苦训,验收成果的时刻就是现在。我能打败这些超马好手吗,还是这些高山人会兴高采烈地把我这个平地人送回老家?

现实是,我在起跑后的第一英里是第一名,10 英里后还是第一名。20 英里、30 英里、40 英里后,也都一直维持第一名。我跨越雪地,穿过森林、大峡谷,越过尘土满天、烈日炎炎的山脊。我嗅到甜美浓厚的熊果香味。有时在骄阳下,连鼻毛都快烧焦了。每踩一步,红色的尘土就从鞋底喷出。几乎没有一丝风。

我在补给站听到义工和围观者的低语。内容不是我期盼的"哇!平地来的明尼苏达人让我们开了眼界!"或"或许我们太低估他了!",而是:

"他冲太快了,随时准备撞墙吧。"

"菜鸟犯的白痴错误。"

"还没跑到 50 英里他就会累了。"

"特梅耶会超越他的。特梅耶快赶上他了。"

"他很快就会知道,我们这里的内华达山脉,跟他们明尼苏达州的太不一样了。"

"这人最佳马拉松成绩只有 2 小时 38 分,有什么了不起!"

杉木耸立、白雪皑皑的山峰近在咫尺,巨石峡谷张着大嘴打呵欠,向日葵笑盈盈地开着派对。正中午时分,气温少说也有 38℃。我仍跑在前头,幻想着,发问着。

为什么大家不关心我经历过怎样的训练?为什么大家不知道我有多想赢?

为什么偏偏是我母亲生病?为什么父亲要把我撵出家门?为什么没有人,甚至连我自己都不相信我能打败达斯汀?直到最后我真的赢了,才肯相信事实?

疑问并没有什么不好,就算不好,我还是持续发问。发问让我从自己的饮食联想到跑步的方式,从其他人吃的食物联想到他们如何生活。

下午 2 点,气温是 35℃,我已跑出大峡谷,进入凉爽的小山丘。我仍精力充沛,也仍满腹疑问。我上半辈子不停在问"为什么",这个习惯逐渐带领我发现我最喜欢做的事:踩踏土地,移动脚步,也移动自己的心。专注于此刻,就可以逃脱日常生活的琐碎,抛去他人的期望与失望,把烦恼甩开。不断地问"为什么",也让我获得了答案——我认为父亲不是有意这么说的,但他的话语却是箴言:有时候,去做就对了。这句话隐含着"努力就会获得回报"的智慧。

"他是那个平地人。"有人在我背后咕哝,但声音大得足以让我听见。此时我正在 55 英里处的密歇根崖补给站休息。"那个人现在是第一名,但肯定不会保持太久。""他跑太快了，很快就会撑不下去。""再等一下，特梅耶就热完身了。""那人就快歇菜了。"

比较起来，这些看衰的言论并不算什么，真正在我脑中扯开嗓子质问的问题是：你是不是练习过头了？你训练得够吗？你真的可以只靠吃素跑完全程？你是不是跑太快了，冲得太早了？真的完蛋了吗？但我已经学会控制这些问题的音量，把脑中的辩论调成微弱的嘶嘶声。我要做的，只有提醒自己来这里的目标。以前我也曾遭逢困境并成功克服。让我肺部灼热的上坡？让我脚掌承受重击的下坡？这些小小的付出却足以让我抵达梦想乐土。这半个我感到空气灼烫，那半个我却不屑一顾。这半个我被跑步颠得头疼眼花，那半个我却眼睛都不眨一下。我即将逼近身体的极限，而我想知道，我是否可以用意志力，将我那个撑不下去的身体再往前推。是的，我想到达我的极限，而这世上只有一条路可以到达那里。

你可以选择轻松面对负担，也可选择认真解决。你可以为明天烦恼，也可以不为未来担忧。你可以猜想明日是雷电交加还是万里晴空。但是这些都无关紧要，重要的是你必须开始行动。提出疑问固然很好，但远比不上行动带来的好处。于我而言，只有跑步能带自己实现梦想。

有时候，去做就对了！

长时间剧烈运动要适量补充水分和盐分

我慢慢跑进 62 英里处的补给站，我现在上身赤裸，湿透的上衣成了头巾，绑在我的光头上。我畅快大吼，恭喜自己一路领先，庆幸自己能如此坚持，也提醒自己：我还活得好好的，而且跑在我选择的道路上。这里是跑者和陪跑员首次会合的地方，我探头寻找我的好友。

"你有没有喝水？有没有小便？"

我回答伊恩说已经喝过了，而且小便也很多，身体感觉很好。我说的是实话，虽然对于一个刚跑过高速路一小时车程的跑者来说，"很好"这词只是个大致的概念，但除了正常的酸痛和疲累，我感到精神抖擞，舒畅无比。我一路上吃掉的香蕉、土豆、豆子卷以及能量凝胶和克里夫营养棒，能够充分补充一路的体力消耗。

伊恩把一个约600毫升的水壶塞到我手里，另外两个拿在他自己手上。

"到下个检查点前，我要你喝完这3瓶水。"伊恩说道。

距离下个检查点不过不到3英里。如果我已经脱水了，要我喝完这些还有道理可言，如果我没有小便，我会一口气喝下这些水。我向他抗议，但自己很快就想清楚了：有陪跑员的好处就是跑者自己的脑袋可以稍微休息一下，况且伊恩不是普通的陪跑员，他在1999年就参加了16场超马比赛，其中12次夺冠。他去年也跑过西部100英里赛，清楚知道途中面临的挑战。

我们两人一同起跑，离开小镇的主干道，快速左转进入加州州界。接着我们跑到小径上，进入连续16英里可以轻松跑过的下坡路。我知道伊恩叫我大口喝水，不过我没有喝。我的疑惑是，在上陡坡前喝水是有道理的，可为什么跑下坡路也要喝水？

我们一路下降300多米，感觉更为闷热。四只脚踏在深红色的尘土小径上，就像陷进蛋糕粉里。我的鼻腔充满了远古的石头与土壤气味。

跑20分钟，会觉得身体舒畅。再跑20分钟，会有一点疲惫。多加3小时，身体可能会累垮，但只要持续跑就会看到、听到、闻到、尝到一个生气蓬勃、鲜活无比的新世界。相比之下,自己原先的世界会显得惨淡透顶。现在我就体会到了这种感觉了。

"脚还好吗?腿也还好吗?喝水了吗?"

这是伊恩的声音。他在我后面确认我的状况,做陪跑员应该做的事。

我的思维好像变慢了,必须花点时间想。脚还好吗?经他这么一提,我觉得脚有点痛,起了些水泡。腿呢?好像有千万支无形的刀刺向我。

"还可以,"我回答,"还可以。"

"喝水了吗?"

我之前没有,不过现在喝了,把一瓶水喝掉,继续跑。

我们跑了几分钟,伊恩没有说什么。经过一段曲折的下坡路,现在要开始爬坡了。这样很好,我的感觉也很好。我看了看左臂上的笔迹,和分段纪录比较起来,我们大幅落后,但还是领先其他跑者。此刻我正踏在梦想的道路上。当我在明尼苏达州北部的雪地摩托车压出的小道上、在喀斯喀特山区青苔遍地的小径上为这次比赛练跑时,我都梦想着,自己总有一天会真的跑在这段路上。

"我们的表现还好吧?"

我们表现得很好。我想,表现得非常好。

突然,我整个身体往下一沉,原来是装满水的水壶,它们像饼干罐里那些特别重的饼干。伊恩看到我眼睛往下瞄了一眼。

"我希望你在抵达下个补给站之前,把水喝掉。"

我咕嘟咕嘟大口喝水。我们已经跑到坡顶,绕过了一段弯路,前方山壁凸显出一个木头平台,长宽不超过3米,雨棚下方有3个人,应该是义工,他们睁大双眼看着我们。

"他是谁?"其中一位问道。我还没来得及张口,伊恩就回说:"他是本届冠军，马上就会夺冠。"

我们装满水壶后，伊恩递给我一个 2.5 厘米大小的透明电解质胶囊，内含盐分颗粒。我吞下胶囊。突然，我感到一阵阵不适。噢，糟糕，胃开始不断翻搅。

我们慢跑离开补给站，经过约 90 米的尘土深布的小径，到了转弯处。我开始呕吐。

刚开始吐出来的是液体，接着是胶囊，完好的一整颗。更多液体。然后从我的鼻孔喷出更多更多的液体，外加一些香蕉块，一些酸臭的绿色胆汁。吐到觉得应该不会再吐的时候，又继续吐。

我的身体在两处战场的前线奋战：体内的战场，正对抗肌肉运动产生的燥热；体外的，对抗阳光赤焰下的峡谷高温。核心体温若上升超过 4℃，身体就会亮红灯。幸好，我在赛前一周顶着高温的训练，已能自我调节降下体温。靠近皮肤表层的血液流量增加，能让多余的热气从皮肤散出去。我早已开始排汗，也试着让出汗维持得久一些，并且尽量避免大量盐分（或电解质）流失，我比那些不习惯高温的选手更能适应环境。

排汗时间久也有坏处——有脱水的危险。以我的步频计算，每小时会流失大约一升水分和半茶匙盐分。掌管体温和血糖的下丘脑正在释放抗利尿激素，也就是在通知肾脏控制尿量，以便调整体内水分。但即使身体有完美的调节机制，没有适当补充水分，血液浓度会因脱水升高，还是会对操劳的心脏造成更多负担。这正是伊恩担心的事，所以他才逼我喝水。

伊恩还担心另一个状况：低血钠症。大量运动后，肾脏无法排出多余的水分，若饮用太多水，大量的汗液排出钠后，血液中钠离子也会骤降。由于细胞充水饱和肿胀，低血钠跑者的体重会在赛程中逐渐增加，细胞暂时膨胀并无害处，可脑细胞膨胀会挤压脑部，使脑压升高导致头晕目眩，严重时还可能致命。所以伊恩才要我补充盐分。

长时间剧烈运动时要补充适量水分与盐分，这句话听起来很简单，但做起来却一点也不简单。在生理上，比赛是一种"战"或"逃"的状态，我的神经系统会应战，血液会离开消化器官，进入肌肉、肺、心脏及脑部。跑步时脚步因重击地面，腹部会感受到比平常多2~3倍的压力。这种情况下，身体的机能非常亢奋。为避免肠胃不适，有些选手会吃普利乐胃药，而我是素食主义者，不能吃加工食品，所以不打算这么做。

我吐向路旁的草丛。

伊恩拍拍我的背，安慰我很快就会恢复，等一下就会好一点，但我觉得他只是撒几个谎安抚我，他说的任何话都没法让我舒服一点。

也许是因为注意饮食，我从来没有呕吐过。就在我距胜利如此近的时候，我却如此狼狈，把头扭向右边，吐到山坡旁的草丛里。把头转向这个方向，碰巧经过的人才不会看到我在吐，我也不会意外跌落陡坡。

是因为我吃素的缘故吗？细数一下开赛以来我吃下的食物：一大碗燕麦卷，里面包了香蕉、核桃、黄豆酸奶；能量凝胶、一颗李子、一颗杏、一颗猕猴桃。我凌晨3点就醒了，先吃掉这些东西，这样才有足够时间消化。然后，还有两片涂了杏仁酱的发芽谷物面包。42英里处吃下豆子卷（包饭）。一路上补充蘸了点盐的香蕉和土豆。还有克里夫能量凝胶、电解质饮料，也吃了点克里夫能量棒。每小时大概吃下300卡路里。

我看到其他选手狼吞虎咽地吃比萨、饼干、贝果与糖果。1999年，超马发展已臻成熟,当时普遍认为不管吃什么,只要含有足够的碳水化合物和糖分即可。我很确定我的饮食更好、更有效,也必能协助我渡过难关。

难道我错了,特梅耶他们才是对的?难道我已迷失到这个地步?或只是因为水喝太多太快?

我真正担心的不是我犯了错,而是持续呕吐可能带来的后果。我听过可怕的故事。有些选手脱水后一直呕吐,因此脱更多水,更加恶心晕眩,食不下咽,这时的情形就像逆流划船,手边却没有桨一样。在这种情况下,补给站的医疗团队会帮你做静脉注射。一旦做静脉注射,就只能退赛。

伊恩说:"等一下就会好了,会变好的。"

要熟悉身体发出的讯息

在我之后的职业生涯里,我更仰赖正确的应战策略与技巧。我会在身体发出警报时,选个适合地点吃东西喝水,我也试着更加熟悉身体发出的讯息,包括抽搐、痉挛或体温飙升。那是我首次参加耐力赛,只顾着低头呕吐,完全想不到策略这种事。我是个25岁的有志青年,前途一片光明,气势锐不可当,决心征服这场高山赛。我有明确的目标,所以就去行动。很简单,每个人心里都有这种斗志,哪怕身体还没准备好也不在乎。就在此刻,我体会到意志力能有多强大;就在此刻,我终于找到了我一直以来不断在寻找的东西。

我站直身子,伊恩把手从我身上拿开。我看着他。

我说:"可以走了。"我们继续上路。

眼前还有32英里路要跑，比标准马拉松长度还多了6英里。伊恩不时吓唬我："特梅耶已经在你身后了。"每次我一放慢脚步，他就怒斥："特梅耶在笑你。"我想偷懒"爬"上山坡，而非"跑"上坡，他就会狂吼："特梅耶从来不走，他只跑！"

我们涉水渡过美利坚河的时候，特梅耶还落后我们20分钟。我们跑了3英里上坡到绿门补给站，听见里面传出一阵欢呼声："特梅耶来了！那个明尼苏达人要去撞墙了！特梅耶才是真冠军！"我和伊恩默不作声，但是都加快了脚步。我们看了看对方，伊恩说："现在是个大好时机，我们要向他们证明：'你们自己去撞墙啦！'"

我的驱动力早已足够。最后10英里的山路，我们以每英里8分30秒的高速推进，那些加州观众、那些自以为了解"真正"高山路跑的粉丝，此时全都鸦雀无声，屏气凝神直盯着我们。倒是伊恩一直忙着骂那些先前看衰的人，嘴里念念有词："去死吧！"我也义愤填膺。

我所理解的武士道精神崇尚心灵平静，即使正在痛宰敌手的时候也要保持心灵平静。不过，此刻我并没有花力气驱赶心中的怒火，而是利用这股怨气来帮助自己前进。或许这样不算是武士道精神的真谛，但感觉真的蛮不错。心灵平静，以后再说吧。晚上10点34分，我跑过了终点线，没有刷新大会记录，但比第二名的特梅耶足足快了27分钟，而且我全程一路领先。当我接近终点线时，我躺下来，滚过了终点线，这是为了纪念绰号"泥球"的好友达斯汀（他赢得冠军的时候，喜欢连滚带爬地通过终点）。越过终点后，我扯开喉咙痛快大喊："明尼苏达！"

留在终点线：认识更多朋友

我一心只想抱回这次比赛的冠军，因此忽略了一些日程安排。譬如，赛后我要住哪？我住不起酒店，而且当我想到定酒店时，所有酒店早已客满。我想，看来我就拿个睡袋，睡在终点线这里就好。

睡在终点线的行为一开始是出于经济考虑，但那次以及未来无数赛事结束后的当晚及清晨，我还因为一个更有意义的因素留在终点现场：有机会为其他陆续抵达的跑者喝彩，可以认识更多新朋友。更重要的是，我能亲眼目睹其他完赛者所经历的甘苦。为了跑步，我曾经睡在岳父母家的地下室，尽管贪睡，仍打起精神练跑；为了跑步，我曾经搬过好几次家，甚至积欠债务。其他选手也一定为跑步吃尽了苦头。我们每个人都拥有非凡的勇气和毅力，完成自己都不确定能不能成功的壮举——跑1英里、10英里，或是跑100英里；转行、减重两公斤，或是告诉那个人"我爱你"。我可以向你拍胸脯保证，当天的西部100英里赛选手里，没有一个人敢打包票说自己一定能够完赛，更没有人（包括我自己）敢打包票说自己会赢。许多人一辈子从没做过什么大事，许多人一辈子从没做过什么大梦，可是每一位选手都同时做了大事，做了大梦。我在终点线等候选手归来，也等于向选手们经历的一切折磨、怀疑、疲累、绝望致敬，我知道选手们都跨越了极限，渡过了难关。在终点线，我看见选手们在困苦中爆发出的力量，恭贺他们专注于重要的目标，并最终付诸实践。我当时并不明白，但后来我意识到，这种时刻让我回想自己的初衷：跑步是我生命的明灯，让我获得心神宁静的钥匙，也让很多的"为什么"——即使它稍纵即逝、虚无缥缈——得到了解答。

我躺在睡袋里，选手一跃过终点线我就起身欢呼，直到凌晨1点才睡着。应该错过了几位选手（毕竟我已经连续22小时没睡），但我努力不要错过每位选手抵达终点的时刻。第二天早上，我搭了便车到加州奥本市知名的"纬度餐厅"品尝包了蘑菇、葵花子的墨西哥卷饼，接着再回到终点线。我一直待到大会关门时间，也就是上午11点。很多顶尖选手也都在终点线待了一段时间。虽然跑者的成绩有高下之分，可成绩只有在赛道上才有意义。离开了赛道，每个选手都一样有着"超马选手"的头衔。我们都付出了同样的努力，分享相同的喜悦。在终点线，我一次次被提醒：那是我们共同经历的考验，也是我们共享的欢畅。

计算热量

最让我伤脑筋的问题不是蛋白质,而是我有没有摄取足够的热量来满足我的运动消耗。我研究了一番,认真把高热量的食物列入饮食中,包括:坚果类、种子类、牛油果、富含淀粉的根茎类蔬菜、椰奶。高热量的食用油有橄榄油、椰子油、亚麻籽油、芝麻油。若你已经从饮食清单中剔除了许多原本平常吃的食物,务必多加注意补回这些营养。若你刚踏入素食领域,我的忠告是:想想看哪些高营养的食物可以帮你补充动物类食品的营养,同时也要确保热量摄取足够。

斯科特独门素食
素芝士酱

每年夏天我都会去加州奥本市，但不可能带着榨汁机，因此，我就先备妥配料。我把酱涂在不含酵母的发芽谷类面包上（参见第三章最后），以补充碳水化合物和蛋白质。食材中的芝麻酱吃起来像芝士，也富含有益的脂肪酸。

原料：

千页豆腐[①]，沥干　1 盒（约 454 克）

白味噌或黄味噌　3 汤匙

柠檬汁　3 汤匙

芝麻酱　1/4 杯

橄榄油　2 汤匙

营养酵母粉　1/4 杯

辣椒粉　3 茶匙

水　1 汤匙

香蒜粉　1/2 茶匙

洋葱粉　1 茶匙

法国第戎芥末酱　1 茶匙

将所有材料放入料理机中，搅拌 2~3 分钟，直到呈现均匀糊状。涂抹一层在全谷类面包上，再加上西红柿切片、莴笋，做成"素芝士"堡，也可用饼干、生菜蘸着吃。可放入冰箱冷藏 1 周左右，或冷冻 2 个月。这些原料可做出 3 杯酱料，可吃 10~12 次。

[①] 若使用小功率的榨汁机，可选择较软的嫩豆腐。料理前请把豆腐沥干。

12

和跟屁虫搏斗

2000 年和 2001 年，续战西部 100 英里赛

> 穿上我的鞋，走一英里，你也会像我一样疯狂。
>
> ——吐帕克·夏库尔（非裔美国饶舌歌手）

赢得胜利的滋味，很棒。那种让看衰我的人跌破眼镜的滋味，超赞，赞到每个人都会上瘾——我想，只有那些生活在云端的人，或是脑子完全坏掉的人，才不喜欢这种滋味吧。我设定了目标，实现了目标；我突破了自己所认为的极限，接着继续进步，而且我还是完全吃素的人！抱回冠军后，我的思想和灵魂都得益良多。

但是，这样还不够。

我想进一步探索体力透支和崩溃的界限，想更深入了解身体和意志的真相。我渴望再次和达斯汀在野地小径上奔驰，渴望再次回到家乡那条孤寂的雪地摩托车小径上，拥抱那份无与伦比的平静与快乐。战胜其他选手，完成一直以来的目标，令我惊喜，也大大提升了自我。可我更想完全舍弃自我，进入一个更广博深奥的世界。那时我已经读

了很多佛学经典，我读到，追求现实的目标固然可以使人振奋，但人生的意义不在这里。以前学校里的修女也曾经告诉我们，空有盲目的雄心壮志，只会让人走向犹豫不决的明天。耶稣曾经提出一个问题：人若赚得全世界，却失去了自己的灵魂，这样有什么益处呢？我的答案是：人生中我们要时时感恩，要正直，细致观察外在世界的点滴，抛弃所有缠累我们的人为束缚。这些道理，我当时只体会一二，现在的已完全了然于胸。

话又讲回来，当时的我只有25岁，而且刚刚拿下历史最悠久、全球最知名的超级马拉松赛冠军！未来我将会继续挑战自己，冲破身体的极限，追求完全的超脱升华。不过，此刻我想好好享受当冠军的滋味。

提升速度的秘诀：间歇训练法

我回到上班的地方，一进入"西雅图运动用品公司"的大门，得到冠军的喜悦就烟消云散。这家运动用品店是当地超马选手的大本营（日后全美各地的超马选手都汇聚于此），有点像朋克摇滚乐手、滑板高手或是警察们流连的小酒吧，只不过来这里的人，穿的是运动跑鞋，聊的是消耗电解质之类的事。

"恭喜！"我获胜后首次上班，一位名叫杰夫·迪恩的资深同事向我打了招呼，"你现在正式成为'一匹黑马'了！"

杰夫身高约1.73米，体型壮硕，有个圆滚滚的啤酒肚，戴着厚重的眼镜，口齿不清，没人知道他的年龄，大概快五十吧。他走路时拖着脚，跑步时也是。跑姿颇为怪异。他常跑步去7英里外的市区，沿途留意有没有人掉落的零钱，回来后就会说"今天两毛钱"，或"今天一块三"。

几年前，杰夫曾用 2 小时 38 分跑完马拉松，而且对跑步的历史、传奇故事如数家珍，在跑者圈也算小有名气。他对超马历史很有研究，曾送我詹姆士·夏毕洛写的《超马路上》和《我在崩溃的跑道上思索》这两本超马经典书籍。夏毕洛不仅从身体和精神角度探讨超马，也从心灵哲学的角度切入。他写道：如果你的心智混沌，也可以跑完 1 万英里，但请问你得到了什么？如果你跑了 1 英里，却对这个世界怀抱热忱与希望，跑完剩下的 9 999 英里又怎样呢？

杰夫说我是"一匹黑马"，但我不觉得这是赞美。

我下定决心，要继续跑，赢得更多奖项。我想再次挑战西部 100 英里赛，不只是为了捍卫自己的头衔而已。那位启发我的海军潜水员，麦克·摩顿，1998 年因受伤而没有参赛寻求卫冕，但他的无畏精神实在值得学习。我想向世人证明我的胜利不是侥幸得来的，我想再次奋力一搏，向我的偶像致敬。而且，也很想打破摩顿的纪录。

我准备迎接下个胜利，同时，也决心变成一个对生活、对自己，甚至对这个看不透的世界付出更多关怀与爱心的人。这番很有光环的话，出自我这个从小到处打猎、捕鱼杀生又讨厌吃蔬菜的人，可能有点奇怪，但我已如此决定。

首先，我改变了训练方式。我不太满意先前的速度，于是增加了间歇训练。我每周去一次华盛顿大学的赫斯基体育场，在那条合成橡胶跑道上跑 4 圈（约 1 英里），步频保持 5 000 米赛事的高步频，接着轻松慢跑 3 分钟，然后再用力跑 1 英里，之后稍事休息，总共跑 5 英里。

有时候我一大早就起来和大学储备军官训练团、啦啦队及足球队一起练跑。有时我傍晚也去。这座体育场可容纳 7 万人，在里面跑步的感觉非常超现实。在这里我会铆足劲儿跑，也会放慢脚步。这里卧虎藏龙，有很多大学田径明星，也有很多住在附近的马拉松红人。

间歇训练使我建立信心，让我相信能将其他竞争对手远远抛在后面，也帮助我集中注意力。那些大学田径明星和马拉松红人想和我一较高下，我却不想和他们比。我的目标是打败对手，我必须先和自己比赛。眼前的对手只有自己，没有其他人。

刚开始练跑时，速度大约是每英里5分25秒~5分26秒。2个月后，我进步到5分10秒。最后一英里通常最难跑，我会全力跑完。

上坡跑的要诀："转速"

我也反思了上坡跑的训练方式。在塞山和十二峰的训练都很有用，但特梅耶和勇者汤米这两个高手的家就在山里。恐怕这两人为了参加明年的西部100英里赛已经搞了很多魔鬼训练了吧。

因此，我将重点放在技巧上。我参考了美国顶尖自行车手蓝斯·阿姆斯特朗等人的训练方式，发现上坡跑的要诀并非用蛮力，而是"转速"：优秀的自行车选手在上坡前，会先换到较轻松省力的档位，但脚踩踏板的转速维持不变。越野自行车手把这种较轻松的档位戏称为"老奶奶档"，但这老奶奶档却是晋级制胜的关键。我也得找到跑者专属的老奶奶档。后来我发现，只要缩短步幅，每分钟维持理想的180下踩地次数，我就可以"飞起来了"。下坡时，我拉大步幅，触地轻盈，每分钟一样踩踏180下。

我热爱野地小径，这种环境让我逃离文明社会，回到原始世界。刚开始训练时我常和伊恩在公路上跑。后来他搬来西雅图，我们每周碰面两次，每次跑 20~30 英里，保持每英里 6 分 20 秒 ~6 分 45 秒的速度。有些事能用数字测量，会说话的数字让人安心。虽然伊恩对我的心率总比他低 5 拍以上不满，但我们互相扶持打气，跑过很多困难的路段。双腿自由自在地奔驰，激励对方征服下个一英里，这种快乐让我上瘾。尽情流汗之后，我们回到家做饭，一起犒赏自己。我端上一盘拿手的八宝蓝莓松饼加磨碎的新鲜谷粒，或是清炒蔬菜豆腐配发芽谷类面包，它们都是恢复体力的绝佳伴侣。努力练跑后吃下美味又营养的食物，生活就当这样美好。

我在跑步技巧上花了很多心思，对跑多远反而没那么在乎了。很多马拉松选手每个月会跑 120~140 英里，我顶多跑 90~110 英里。

调整呼吸方式

以前我习惯专心对付跑道，把征服上坡当作战役，想打败骁勇善战的敌人，把无止境的小径当作艰苦的旅行。在西雅图，我改用更科学的练跑方法。我开始阅读《全身跟着你跑步》，这是一本详尽介绍跑步技巧的好书。我也开始到健身房锻炼上半身。我跑了这么久，直到现在才了解，躯干和手臂的力量可以帮助疲累的双腿继续前进。我还尝试做普拉提，也练瑜伽增加身体柔软度，训练集中注意力。

我甚至调整了呼吸方式。读了《自愈力:痊愈之钥在自己》这本书后，我理解了有意识的深呼吸对身体的恢复有所帮助。刚开始练瑜伽我觉得好痛苦，后来才知道，瑜伽只是修身养性的手段，不要把它当竞技比赛。练了一阵子之后我学到"生命能量呼吸法"（梵语：Pranayama）的概念。这种呼吸法不仅能改变身材，情绪也得到了缓解。我后来又找到一本约翰·杜亚尔的作品《身体·心灵·运动》，书中说用鼻子呼吸远比用嘴巴呼吸有益，可以稳定心率，促进脑部活化。套句瑜伽老师的名言："鼻子是用来呼吸的，嘴巴是用来吃饭的。"

我做了一项实验，跨大步沿华盛顿湖慢跑。这里路面平坦微湿，不时有微风吹过。我不在意速度或跑步方式，只注意用鼻子吸气吐气，好像回到了小时候控制自己血压的那种感觉。我用力跑的时候也试着用鼻子呼吸，但不太顺利，尤其爬坡时更困难。经过一次又一次的尝试后，最后成功找出解决的方法——不用胸腔，改用腹式呼吸。

整理饮食清单

我吃全素已经满一年。西雅图真是个好地方，让我认识了许多食材，尝遍各种以前没试过的东西。我自己打蔬果昔，到处逛农夫市集和当地合作社，购入各式各样的蔬果。算起来，我在食物上的花费增加了，即使我总买大袋经济包的谷类和豆类，还积极参与麦迪逊有机农业合作社每月一次的会员尝鲜日（打九折），可我还是背负着巨大的信用卡债务。2000年即将来临，到处流传着各种千禧年恐慌，我倒是希望"千年虫"能把我的债务一笔勾销。省钱的方法我比谁都精通，但身体的燃料和保养维修材料——食物——却不可以省，花这钱绝不手软。努力在这方面投资，才有我现在的旺盛精力和强健体格。

比赛时，我在随身包里塞满了健康食物：香蕉、土豆、能量凝胶，并且增加了饭卷的分量，有时带上鹰嘴豆卷。我一般不吃补给站中常见的水果（瓜类或柑橘类），这些水果中的果酸对肠胃不好。至于补给站中常常提供的垃圾食物，我也一概不入口，如巧克力、里根软糖、薯片和饼干等等。

吃得越健康，感觉越好；感觉越好，吃得越多。自从吃素后，我减掉了一层万年赘肉——这些赘肉来自饼干、奶油夹心海绵蛋糕、芝士比萨等食物，一般人很喜欢吃这些东西，甚至一些吃素食的人也抵抗不住诱惑。吃素后我才发现，原来我可以吃更多，可以大大提高享受食物的满意度，同时变瘦到前所未有的程度。全谷类、豆类、水果、蔬菜都是标准食材。我的颧骨好像高了，脸部线条更立体了，以前没出现过的肌肉也出现了。吃得更多，体重变轻，长出肌肉——这些都是素食的好处。练跑和比赛后的恢复期也明显缩短，参加 50 英里赛事后的第二天肌肉竟然一点都不酸痛。每天睁开眼睛时都比前一天更有精神。水果尝起来更加汁多味甜，蔬菜更清脆爽口。清晨短跑训练后，接着上班 8~10 小时，下班后再长跑 10~20 英里。一天天过去，我的专注力不断提升。

为了精进跑步技巧、改善饮食习惯并提升生活质量，我大量阅读有关健康、亲近自然的文献，并且身体力行。西雅图这个城市有一股崇尚有机与天然食物的饮食文化，这正好是我需要的环境，也让我有机会接触杰出的专家学者和先进的科技。除了在西雅图运动用品公司工作，我也在西雅图运动保健公司帮埃米莉·库柏博士进行几项研究——运动员来这里进行咨询，我们会分析他们的最大摄氧量以及乳酸阈值和适合他们的饮食习惯及营养搭配。

不过我最感兴趣的主题还是我自己。在库柏博士的运动科学实验室中，我戴上口罩，站上跑步机，检测我的最大摄氧量和乳酸阈值。在路跑或间歇训练时，有时我也会戴着口罩带上轻便的记录器，测量这两项数值。在比较难跑的上坡段，我的心率会到 165~170，在田径场上练间歇跑时，会增加到180左右，大约是最大心率的九成五，接近我能应付的最大运动强度。

库柏博士也要求我记录饮食内容，不论是平日还是比赛中，每顿饭、每样食物都要准确地记下。她把所有数据输入计算机，用不同方式计算，得出的结果让她惊叹不已。

"哇！"有次她再三确认这些数值之后说，"过去几年你的努力方向真的没错！"这么多年来我费心吸收知识，以"少数人选择的道路"为方向奔跑，终于有回报了！

有目标的训练方式，让我跑得更有效率。广泛尝试新鲜的蔬食，让我更有口福、身体运行更顺畅。这些都改变了我的生活。如果我想进阶到更高的境界，那么摆脱束缚、改用本能跑步就很重要，但不能否认的是，依托科技，我才能进入这种境界。这也是研究动物本能重要的一环。我的爱犬"汤托"，那只阿拉斯加哈士奇，它不需要借科学方式来探讨它的天生能力，而我却需要。

利用具体数字确认自己是否进步

达斯汀对那些"疯狂路跑客"非常不以为然。他形容那些人的神经质表现是"早上起来立刻摸摸牙齿，确定每一颗都还在"，完美主义到极点，成天紧张兮兮，极端在意自己的分段成绩、配速、步频、双腿交替的速度，却忘了往前跑的能量从哪里来。我在西雅图学到，科技也能让人更加靠近原始的跑步驱动力。我希望能察觉到哪些事物对自己的身心最有益处，而目前除了感觉，我又多了一项武器——利用具体数字确认自己是否进步。

最重要的具体指标，就是我西部百英里赛的成绩。我不是个迷信的人，但我深信保持良好习惯、进行持续规律的练习是唯一途径。因此，每年 6 月底比赛前 10 天左右，我会背起睡袋和跑步用具，带着我忠心的练跑伙伴汤托，一同溜进我那台褪成灰白色的二手福斯厢型露营车。

车里还会塞满一罐罐混合小麦片、一瓶瓶扁豆、自制杏仁酱、豆腐芝士酱、角豆布丁豆花，还有我最爱的发芽谷类面包。

东西打包妥当，好伙伴汤托也乖乖坐好，开始朝着南方的加州沙加缅度市国际机场前进，去迎接一个令警察头痛不已、自封为全球年轻美女之友的人物。当然，伊恩是一个顶级陪跑员兼好友，也协助我拿下西部 100 英里赛冠军，不过……达斯汀的位置无人可取代。自从我 1999 年取得个人西部 100 英里赛的首胜以来，达斯汀的位置更加重要：无论他是俄勒冈州的建筑工人，还是科罗拉多州的滑雪板上蜡师，或是杜鲁斯市的比萨厨师，我只希望，在西部 100 英里赛最后、最艰难的那 38 英里小径上，是达斯汀陪在我身边。

这么多年来，我的大小赛事都由达斯汀担任陪跑员，包括 2004 年的佛蒙特 100 英里超马赛和莱德维尔 100 英里超马赛。我只替他出旅行费用，他却为我付出了更多，更别说他那些训练时间，这些时间他本可以用在其他事情上。他在杜鲁斯市有栋房子，套用他自己的话，他"有许多责任啊"，包括缴贷款、应付他的老板们、周旋在他的女朋友们之间。

我一直都知道达斯汀的天赋比我高太多太多了，或许他也这样认为吧。是我比较认真、想赢得更多奖项，还是达斯汀对顶尖超马跑者的头衔不感兴趣？我不是很清楚，过去也没和他谈过这些，直到最近几年才聊到这个话题。如果没有达斯汀，跑步是不是还这么有趣？我能不能跟现在一样有成就？幸运的是，当时的我不需要去找这些问题的答案。

西部 100 英里赛的选手大多在起点处的斯阔谷附近订饭店，我和达斯汀则在一处针叶林茂密的高山小径上扎营，位置在距终点处 50 英里的奥本市近郊。这是我最爱的露营地点，身旁有高耸的岩石绝壁，啮齿动物和蜥蜴四处乱窜，有时候小鹿和熊也会跑出来露脸（还有美洲狮，我们有时不小心会闯入它们的领地）。鲁滨逊平原附近有一口我钟爱的水井，想喝水时就在那儿取水。有点凉的清晨，其他选手已经出门慢跑，我们会赖床到中午，等到加州艳阳散发强烈的热力，达斯汀、汤托和我才会前往山区，跟着路旁的响尾蛇一起跑步。

许多人听到我的饮食内容，都觉得这样不妥，达斯汀更是不以为然。我会做大盘的羽衣甘蓝沙拉、天贝卷饼，配上新鲜的墨西哥牛油果沙拉酱、莎莎酱和新鲜的玉米卷饼。当我在厢型露营车里的瓦斯炉上加热食物时，达斯汀会在后面冷冷抛来一句："又要吃草？厕所卫生纸快没了，我们过得好辛苦呀！"吃完后，他又会补上一枪，"这种味道，只比被踢到痛处的感觉好一点。老兄你说是吧？"

骨子里，达斯汀是个素食主义者。他是我认识的人中饮食最健康的，但他不想承认，也不想表现出来。他以前常说自己是经过认证的垃圾堆寻宝专家。不过，只有当面对别的老友和家人亲戚的时候，我才会掩饰我的饮食习惯。回家过节吃大餐时，常有人问我为什么不吃火腿，我就会说吃过了，或我很饱。我不希望让别人感到不自在。

露营时我们不带电脑或手机，我会带几本书，如埃克哈特·托勒的《当下的力量》、丹·米尔曼的《深夜加油站遇见苏格拉底》、罗伯特·苏西斯《极限运动游戏》系列。达斯汀以嘲弄我为消遣，或是四处晃悠搜寻女生的踪影。某年有一群女生晃到我们的营地，结果是来传教的摩门教徒，问我们有没有信仰。达斯汀竟然回说："哦，当然有，我信奉无所不能的屁股教。"

还有一次，我们在沙加缅度国际机场附近采买充气娃娃，打算寄给一位年纪稍长的优秀超马跑者，也是我们的好友戴维·霍顿。他是个虔诚的跑者、可敬的对手，战果辉煌的他，一心想创下跑完"太平洋山脊径"①最快的纪录。我们把这份大礼寄到加州，我们知道他在赛前会把补给品寄到那里。我们在包裹上写着："听说你最近比较寂寞哦。"

在西雅图，我依旧抛开所有束缚跑步，只不过我会根据成绩调整跑步策略。几次下来，我越来越相信自己的直觉。以本能来推动自己跑步确实很棒，我也深信不疑，但我们活在 21 世纪，比祖先拥有更先进的仪器，所以我不会忽略这些先进仪器的功能，正如我不会漠视身体喜欢在万里晴空下尽情奔跑的本能冲动一样。那几年在西雅图的日子里我体会到，我应该跟随自己的动物本能，而借由仪器帮助我调整，可以进步更快。我将本能和技巧相结合，达到了一个小小的境界，在这个境界里我可以倾全力逼迫我自己超越极限，却不会受伤或让身体发出抗议。找到这个小小的境界，才是制胜的关键。

2000 年我第二次参加西部 100 英里赛之际，我认为我已经找到"把自己逼到极限"的境界和突破极限的方法。我认为自己知道该加速的时间点，也知道在哪个时间点应该拿出本能（达斯汀把这种情形称为"骑在技巧上"）。我对每位超马选手都知道的事有更深的体会：当你正在摸索崩溃的界线时，就表示你离界线不远了。

---

① 太平洋山脊径，一条长达 4 200 公里，从美国－墨西哥国境一直延伸到加拿大境内的超长徒步线路。

让身体更健康，可以尝试吃生食

2000 年的西部 100 英里比赛中，跑到长度约 16 英里尘土深布的小径时，历史又重演了，我像去年一样，在这种路段上感到很不舒服。这次我更仔细地监控了自己喝水的次数与分量，先前我还吃了土豆、半根香蕉、一条克里夫能量凝胶。但在赛道的 70 英里处，也就是美利坚河峡谷的中段，我又开始大吐起来。我的胃一阵阵抽痛着，痛到我跪在地上（在超马比赛中呕吐，虽然不是什么好事，但绝不新鲜。我的好友杰出的超马选手戴夫·泰瑞常说："不是所有疼痛都会要命。"这人出名的原因是他有办法在下坡时边跑边吐，精准吐出完美的抛物线，同时稳定保持 7 分钟 1 英里的速度）。

我跪倒在地上的时候，达斯汀正跑在前面引路。他回过头看看我的状况，并没有温柔地拍拍我的背，也没说任何安慰的话。

"妈的要吐就给我站着吐！"达斯汀很生气地说，"快点，出发了！"我们又跑了一会儿，达斯汀看我恢复了一点力气，于是催我快点，他说有两个女选手已经跑进前十名的领先群了，而且马上快要超越我们了。"你快成娘炮了！你想当娘炮啊？"

我以 17 小时 15 分的成绩卫冕成功，比去年进步 20 分钟。我回到西雅图后，同事杰夫·迪恩不再叫我"一匹黑马"，改称我"一代宗师"。他听说过加州跑者强悍的部落文化，以及当地人高深无比的跑步本领。虽然有时候迪恩很惊奇，不过他对于我这个出身西北部（而且生长在明尼苏达州平地）的人能打败加州人，也感到很兴奋。

我希望得到更多：更多的胜利、更快的速度和心灵的成长。这些答案应该能在超级马拉松运动里找到。我更广泛地阅读文献，寻找耐力运动和智慧的联结。书单包括约翰·安纳里诺的《越野跑步：人类心灵的非凡探索》、乔治·希恩的《跑步圣经》与约翰·史蒂文斯《马拉松僧侣的比睿山千里行》。比睿山是日本天台宗发源地，这里僧人的修炼方法是"千日回峰行"，日复一日地翻山越岭，走访一座座深山里的神社，登上圣山，踏过怪石、神木、旷野以及瀑布。对他们来说，到处都是佛境。

潜心修行的僧侣每天行走 40 多公里，持续 1 000 天。他们穿着蓑衣草鞋，腰间系着短剑，准备撑不下去的时候用它自尽。修炼的第五年，他们得经过 9 天"生死关"的考验——不睡不躺、禁食禁水，持续修法，使得感官清明澄净，连香炷灰烬掉落的声音都能清楚听见。修炼第七年，修行者便开始一段"超级马拉松"启迪之路，每天步行 80 多公里，持续一年。他们沿途不只绕行比睿山高处的圣地，也得走入车水马龙的繁华京都。每位僧侣经过拉面店或脱衣舞夜店，都会停下脚步为身旁匆忙又庸碌的俗人诵经祈福。书中提到的僧人在经历这段旅程后都说：他们不把速度、耐力和成功放在心上，反而获得更多启发与收获。

当我从超马圈的门外汉升格成西部 100 英里赛两届冠军，再晋升为菜鸟超马文献研究者这段期间，有个常到我公司的按摩治疗师告诉我，素食的好处是很多，不过如果想获得更好的成绩，让身体更健康，可以尝试吃生食。

这位按摩师名叫吉蒂安，年纪 40 多岁的她看起来却像 25 岁，双眼洋溢着热情，活力四射。她以前住在集体公社，与一群人共耕共食。每次我见到她，她就会告诉我说戒掉肉食虽然很好，但抛掉厨具不要动火会更有效。她送我一本书《生食的力量》，书名很有吸引力，里面的沙拉食谱也让我着迷。我开始想：如果吃素能让我赢得两次西部 100

英里赛，那么吃生食或许能让我抱回更多奖。

我就这么开始了生食生活。我动手做了核桃沙拉，吃掉大量的杏仁酱、新鲜嫩椰子，也做了生卷饼，用向葵花子和西红柿当馅，抹上墨西哥牛油果沙拉酱，再用卷心菜叶裹住。这期间，我研发出蔬果昔的升级版，一直到今天，它还是我的早餐选择之一。

开始生食后我才发现，不论是准备食材还是想大幅改变食材的质地，煮、蒸、烤等料理方式，都不是唯一的方法。举例来说，我从没想过要用黑色羽衣甘蓝（又称意大利托斯卡油甘蓝或恐龙甘蓝）入菜，这东西我以前连看都不想看一眼，更别说生吃。它的黑色叶片表面是一个个鼓胀起来的小包，看起来像鳞片，又像恐龙的皮肤，恶心死了！我觉得能生吃萝蔓莴笋和菠菜已经很厉害了，这种恐龙菜实在太可怕。不过我用盐、醋和柠檬汁调味，将整片粗厚的叶子浸在酱汁里，加入切片的牛油果、西红柿，再轻轻搓揉叶片，叶子竟变得柔嫩细致、香味浓烈。生食让我知道，过去的烹调是多么乏味单调啊。

吃生食还有一个挑战：我必须努力规划，才能摄入足够的卡路里。到外面吃饭变得有点麻烦，和朋友一起在家里聚餐的时候该怎么吃，也要事前想一下。不过，吃生食后我对食材的口感变得非常敏锐，更能体会到生食材的鲜与纯：一片生的红萝卜刚入口，我立刻就可以判断出来是何时采收的。

遇到紧急情况：四步检查表

第三次挑战西部100英里赛，其他选手在我后面紧追不舍。这种情况很常见。若你是卫冕冠军，其他人肯定锁定你为目标。

有个叫查德·里克莱佛斯的强劲对手,他在路跑赛持续创下超音速般不可思议的速度,且正在用这种神速粉碎超马圈的既定认知。他夸口说,他会一路黏在我后面,最后在终点前一举超越我。我不怪他,以前我当菜鸟时也这样自信心爆棚。

里克莱佛斯努力把他的计划实现了一小部分。我跑到哪里他跟到哪里,整个人贴着我,我加速他也加速,我慢下来他也跟着减速。跑到一半,山径赛道上出现一只黑熊,笨重缓慢地爬过来挡我的路。我停下来,他也停下来(不过,当我大吼着挥舞手臂叫那只大懒熊滚开的时候,里克莱佛斯却整个人僵在那里。显然他的模仿能力有限)。最让我不敢相信的是,我站在路旁小便,赫然发现身边的他也在小便。他体型不大,却戴着巨大的太阳镜。达斯汀在 33 英里处的鲁滨逊平原补给站等我,他看到里克莱佛斯后说,这人根本就是个跟屁虫。

"喂,跟屁虫,"达斯汀大骂,"你他妈的自己跑!"接着又吼道,"跟屁虫,如果我们把你抓起来打屁屁的话,你要怎么办啊?"

不知是达斯汀的辱骂发挥了作用,还是我的步伐太快,或者是因为那只熊,要不然也可能是赛事很难跑,反正里克莱佛斯后来默默缩起头,最后不见了踪影。

我目前跑在第三名,落地的脚步砰砰作响。一路上经过泥泞的小径、覆雪的山棱,我听见融雪流成一条河,却无法看它一眼。眼前的景象,完全和我事前心里构筑的画面一模一样。

就在此刻,这场赛事重重打击了我,拉我回到现实。我刚刚离开一个叫"最后机会"的采矿地,跑下戴德伍德峡谷,沿途遍布着沙砾和石块。我拉长步幅,正要跃过两座大石头中间遍布小橡树叶片的沟隙,突然听到"啪"的撕裂声,有点像是纸被撕碎或衣服扯裂的声音,接着感觉到一阵狂野的剧痛。更可怕的是，我知道那是什么声音，而且麻烦大了。

那不是崴脚或扭伤的动静，而是韧带断裂的恐怖声音。我刚抵达44英里处，还有56英里要跑。

两年前的我很可能会咬紧牙关，盲目硬撑下去，但我现在完全了解自己的身体状况，也更了解超马这项运动的精神。跑超马要有健康的身体，但拥有强韧的心灵才是关键。

第一个紧急处置步骤，是让自己全面感受那份强大的痛楚，用开放的心态拥抱随之而来的负面情绪。我一面这样想，一面下坡跑了1英里，再跑上500多米的高地，此时距离魔鬼拇指补给站只有4英里。我心情很差，却没停下脚步。

第二步，我开始盘算：我快死了吗？受伤的脚可以承受重量吗？韧带真的断了吗？答案可能是：没断（至少没有当场断裂）、断了、完全没断。赛事中受伤的时候，有时候要由医生或护士才能诊断出如果继续跑是否会造成永久的损害。我不是没经验的菜鸟。我知道眼前的情况严重，不过不构成危险。

第三步，我该如何挽救局面，逆转形势？停下来冰敷不是个好方法，会浪费许多时间，更重要的是，我知道肿胀反而可以让脚踝稳固，发炎仿佛是给脚打上天然石膏。虽然这样会造成剧痛，但我应该可以撑过。

最后一步，我筑起一道心理堡垒，把所有负面情绪阻隔在外——"怎么会这样？""等下会痛死吧？""该怎么办啊？"——不再去想这些事情，把它们全都堆到角落。要做到这样，得以大局为重，先专注在我的脚步上。保持高步频，轻巧着地。脚踝的伤痛可以帮我分散注意力，让我忘掉跑步的疲累、饥渴和酸痛。

我一边默默在我的检查表上逐一打钩,一边卖力跑着。8 英里后,我追过斯科特·圣约翰,跃至第二名。我跑步时没有一跛一跛,确定没有表现出丝毫受伤的迹象。我是猎物,被猎人看到我受伤了可不是好事,凶狠的狼会张开血盆大口,吞掉跑不动的小动物。

我前脚刚踏进 55 英里处的密歇根崖补给站,领先的汤姆·约翰逊后脚已经离开。约翰逊是西部 100 英里赛两度冠军,也是全美 100 公里路跑的纪录保持人。

得上紧发条了。我告诉自己:"我可以!我会成功!"疼痛还在。整理思绪,深吸一口气之后,我迈开大步前进。在 58 英里处,我终于超越了约翰逊,并在 62 英里处的森林之丘补给站与达斯汀会合——我想就算我的脚已经断了,他也会逼着我往前跑,拿下冠军。

达斯汀知道我的情况(在 55 英里处碰面时我告诉他了),但我们一起跑的时候他没有多说什么,还一如往常地取笑我、辱骂我。他聊到赛后我们要畅饮的啤酒,好像也提到过汤姆·约翰逊是个娘炮,还开了几个跟屁虫的玩笑。当我问他谁跑在我后面,他就说:"呆瓜杰呀呆瓜杰,是娘们呀!娘们要追过你了!"他唯一一件没做过的事就是娇纵我。

最后我用 16 小时 38 分第三次夺下冠军,也刷新了个人纪录。我比特梅耶足足快了 40 分钟。至于约翰逊,我超过他之后没多久,他就弃赛了。我在终点线待着,脚抬得老高,迎接特梅耶、圣约翰、勇者汤米和其他到达终点的选手。

长跑运动的悖论:友谊与孤独

超马选手训练时间长,竞争激烈,过程相当艰辛,因此选手间的友谊通常都很真挚。如果不是如此，我想没有人可以忍受跑步的孤独。这些情感使我成长，其中对我影响最大的，是从2001年夏末开始的一段友情。

初次与瑞克·米勒相逢，是在加州太阳城登山口、靠近巴迪峰的山底。那时他刚从自己的露营车里冒出来，手里拎着两个跟军用大帆布袋差不多大的啤酒冷藏箱。那晚是巴迪峰50公里赛结束的次日，他和太太芭波开着车从150英里外的里奇克莱斯特市前来参赛。我赢得第三名，芭波是女子组第六名。赛后，瑞克说要一起庆祝。

他们问我跑过什么样的赛事，我说了西部100英里赛和洛杉矶比赛的事。瑞克认为常跑100英里赛的人基本上都是疯子。我问他跑不跑步，如果不跑，除了帮他妻子带啤酒，还做哪些事。他笑了笑说他刚跑完135英里赛，就在他家附近，穿越了炎热的死亡谷。我嘲笑他根本没有资格说别人是疯子（我同时也默默把这项后来让我后悔的比赛记在心头）。

第二天清晨，我和瑞克跑在阳光普照、6英里长的南加州小径上，朝着太平洋山脊径前进。你可以把生命花在跟朋友胡聊乱侃上，但只要花1小时跑过崎岖的小径，将路上弥漫的松树芳香吸满胸膛，我敢保证，随口几句乱聊也会成为深刻的记忆。

瑞克和其他朋友告诉我长跑运动的悖论。长跑是一项独力完成的运动，为了获胜，必须排除杂念，一心只想往前、往前、往前。尽管选手和陪跑员之间关系紧密，可顶尖长跑选手在制订和执行计划的时候，并不会把团队合作这个因素考虑进去。

但是，但是……

超马选手之间，即使是赛道上的死对头，也会逐渐建立起深厚的友情。我们都热爱同一种运动,不顾一切地追求卓越;我们都在追寻极限,创造巅峰,即使在某个瞬间我们觉得再也撑不下去了,也能继续跑下去。我们都曾体验过那种瞬间,知道那时刻如昙花一现,要穷尽一切力气之后才会出现。我相信,跑超马的时间越长,选手会越爱这项运动,越爱其他同一阵线的跑者,也越爱全体人类。这世上每个人都在努力找寻生命的意义,超马选手选择以超越身体极限的方式,将汗水升华,将心思净化。我遇到瑞克的时候,才体会到这层深意。

瑞克说了他当兵的事。他为海军拆过炸弹,曾在黎巴嫩和巴拿马失去过战友。我告诉了他我母亲的病情,他说他母亲有癌症。我说了我和父亲的事,他说他父亲也是个固执的硬汉,而且两人也曾相处得不太愉快。

我们无话不谈。那时我正在读美国现代语言学之父兼政治评论家诺曼·乔姆斯基的作品,听艾美·古德曼主持的广播节目《现在就要民主!》。瑞克和芭波那年52岁,我才26岁。政治上,我们分处不同的立场,但瑞克说世界已经够乱了,我们必须好好守住我们自己热爱的事物。我们并肩跑了两个小时,每踏出一个脚步,我都知道自己踏在哪里,那是我热爱的道路。

我拖着断裂的脚踝韧带跑了大半个比赛的事迹流传开来,传回到同事杰夫·迪恩的耳里。他说这次夺冠让我从"一代宗师"跻身为"不朽传奇"。他还说,如果我赢第四次,他不知道要封我什么名号了。

我决定要找到答案。

呼吸法

无论你做哪种运动，呼吸方式都非常重要，瑜伽、跑步或拳击都是如此（拳击入门第一课便是学习呼吸）。超马的一项重点是使用腹部呼吸，刚开始可以用鼻腔做吸呼气练习。

先平躺，腹部上放一本书。用鼻子吸气呼气，腹部随之起伏——鼓胀、缩平，能这样做，表示你能用横膈膜而非胸腔呼吸（这能让你吸更多气、更有效率）。抓到诀窍后，在比较平坦的路段，你可练习用鼻腔呼吸（用鼻子吸呼气）。在比较难跑的路段，如上坡跑、进行节奏训练时，你可以用鼻子吸气，逼自己用嘴巴吐气（有点像瑜伽里的"火焰式呼吸法"）。

持续练习后，不论在平坦的路面，还是百英里赛中较轻松的路段，你应该都可以顺利用鼻腔吸气呼气。准备西部赛的时候，我试着用鼻腔呼吸，这种方式后来帮助我腹式呼吸得更顺畅。用鼻腔呼吸可以润湿吸入的空气，无论是轻松跑还是用力跑时都可以让你在补充能量时吃得更快，同时也能正常呼吸。

斯科特独门素食
印尼式佐红咖喱杏仁酱卷心菜沙拉

泰式料理吃多了，就越来越喜欢含花生的酱料。后来得知杏仁比花生的含钙量高很多，且含较多的不饱和脂肪，我就决定换掉花生酱，改用杏仁酱。姜粉、咖喱酱增添了泰式风味，龙舌兰蜜（或枫糖浆）则提升了料理的鲜甜。如果你像我一样不爱卷心菜，不妨试试这招：不要煮，生食能大大提升美味度。

原料：
绿色卷心菜，切丝　半棵
小白菜　4株
或青江菜，1把切成小片
红萝卜，削皮并切成薄圆片　1根
红椒，去籽并切成约5厘米长的薄片　1个
新鲜香菜叶，切成细末　1/4杯
生葵花子　1/2杯
红咖喱杏仁酱　1/2~3/4杯（食谱如下）

将所有食材混合拌匀，放置10~20分钟就可以吃了。这些食材可以做出6~8份沙拉。

红咖喱杏仁酱

原料:

杏仁酱 1/2 杯

水 1/2 杯

鲜榨青柠汁或白醋 1/4 杯

味噌 2 汤匙

香菜叶,切成细末 1 汤匙

龙舌兰蜜或枫糖浆 2 汤匙

泰式红咖喱酱 2 茶匙(根据个人口味酌量)

洋葱粉 1 茶匙

香蒜粉 1/2 茶匙

姜粉 1/2 茶匙

将所有食材放入搅拌机中,均匀混合即可。可在冰箱冷藏两周或冷冻数月。这些原料能做出 $1\frac{1}{2}$ 杯酱料。

13

熊与瞪羚的赛跑

2002 年、2003 年，再战西部 100 英里赛

> 不要为得到自由而工作，而要让工作本身变成自由。
> ——道元禅师（日本曹洞宗始祖）《普劝坐禅仪》

我早料到第四次西部 100 英里赛事注定惨兮兮。气温飙至 40℃，我又有点感冒，而且我相信其他人一直在谈论我，就像我以前谈论过气前辈一样。这世上充满了里克莱佛斯这种跟屁虫，而且以前的我就是他，不是吗？说不定过去几年也有人住在西雅图郊外的地下室，天还没全亮就跑上塞山，来回冲刺。或许已经有人的速度超过了我，体格也比我强健，或许那人的资质还比我优秀。

如果生物学理论不能打破，那我早就放弃当运动员了。我脊椎侧弯，左脚拇指外翻，小学就有高血压，而且马拉松成绩很不怎么样，只有 2 小时 38 分。我可以轻易跨出大步，但在高温下或曲径上就没辙，所以技巧向来扮演重要角色。

在短跑领域，如果体型没优势，发展绝对受限，而在长跑界，受过

伤、疲乏、体型有缺陷、身体有病痛，这些都不是阻碍。一头专注的熊，可以一次次击倒恍神的瞪羚。我已经不记得听过多少次有人问："怎么可能？我竟然会被斯科特打败！"长跑能揭露人心底最深处的想法。

如果其他人的身体比我健壮怎么办？我会用心智赢过他。用武士道精神。

"我要让大家用力追着我跑，"比赛前我告诉记者，"我保证让他们痛不欲生。"

我爱超马赛，也爱其他超马选手，但身为一个谦虚有礼的素食者，我也会强硬起来，有时对好友也不例外。

开跑后到了 15 英里处，以呕吐精准抛物线而出名的戴夫·泰瑞跑到我身旁。我第一次参加西部 100 英里赛就和戴夫成了好友。如今过了 3 年，我越来越欣赏他的敬业态度，他对每个人都很友善、很体贴。戴夫实力不俗，有前三名的水平，却很少夺冠，他从不因此而灰心丧志。更吸引人的一点是：即使别人没说出口，他也能感受到那个人的悲伤难过。戴夫总有说不完的励志名言，尤其面对那些需要鼓励的人时。

戴夫凑近的时候打了个招呼。"嗨，斯科特！"看到他真好，我对他微笑。

"嗨！戴夫！"我回应得如此轻松，像是在他家厨房餐桌上一起畅饮啤酒，或是谈论星期六晚上要去看哪场电影。

然后，不等他回答，我接着说："你还杵在这儿干吗？想输给我讨苦吃吗？"

我加足马力往前飞奔。

现在已经没有人嘲笑我是平地人了，也没有人批评我（至少在我面前）一开始冲太快、特梅耶或谁谁谁马上会打败我。比赛中我没有一路领先,我做好了一口气超越其他人的准备。

现在不只其他选手对我刮目相看,来我们店里的顾客也七嘴八舌地问我:平常吃什么?怎么训练的?喜欢哪种跑鞋?鞋子、服饰和能量棒商家纷纷开始赞助我,但这些只够负担我往返比赛的交通费(住宿和餐饮还是不够)。

这些情况之所以会出现,都是因为我能跑得更远、更快,而我能跑远又跑快,就得归功于饮食。2001年赢得西部100英里赛事后,我停止了吃生食——咀嚼需要花太长时间了。另外,我也担心热量摄取不足,我重回烹调热食的怀抱,但仍然保留很多生食习惯,例如,我坚持吃蔬果昔,午餐吃一大碗沙拉,注意食材的新鲜度、质量和料理过程。吃生食可以比作读蔬果饮食的博士学位,过程相当辛苦,但成果十分丰硕。

在这个时候,有家食品商不再赞助我,我只好开始自制能量凝胶。我把大量的糙米糖浆、蓝莓或可可粉拌匀在一起做成凝胶,也尝试将卡拉玛塔黑橄榄、鹰嘴豆加在全麦薄饼上,当长跑时的点心。

也就是在这个时候,我的血压和甘油三酯降到人生中最低点,高密度胆固醇("好的胆固醇")则登上人生最高点。我基本不受关节炎困扰,即使在小径上蹦蹦跳跳跑了好几英里,或是扭伤脚踝、撞伤手肘、摔伤膝盖的时候,酸痛的感觉也消失得比以前快。

是纤维素加快肠胃消化的速度,所以降低了身体被毒素侵袭的风险,还是我常吃的食物里的维生素、矿物质、番茄红素、叶黄素与β胡萝卜素有奇效?也或许是因为我不再吃那些有害的人工食品,因此阻绝了高浓度致癌物、过量蛋白质、精制碳水化合物和反式脂肪的吸收。如今大农场里的动物大多被施打生长激素和类固醇,好快快长大,早点卖出好价钱。如果我们不吃类固醇、不吃转基因、不吃有残留农药的黄豆，却又吃下有毒的动物肉，又有什么意义呢？

是蔬果素食生活将我整个人从里到外大改造了吗？素食者在饮食上讲究健康，日常生活的习惯也普遍良好，生活健康充实，很少有人抽烟。某项大型研究报告表明，吃素者的电视瘾和烟瘾较小，也不容易有睡眠障碍。

上面的问题，我都不知道答案，可看来饮食真的帮到我了。面对数量庞大的反素食者，我用自己的经验来对抗他们的说法。第一次参加西部100英里赛之前，我读到彼得·戴德蒙医师《不同血型不同饮食》一书，书上说我的血型O型是4种血型中最不适合吃素的。这让我有些担心，但没放在心上。据戴德蒙医师说，O型血人的遗传因子潜藏着"嗜肉、攻击性强的掠食者"习性，不爱豆子，只爱嚼肉。没想到，豆子卷陪我度过了3次比赛。（不仅是我质疑饮食和血型的关联。现代营养学权威、哈佛大学公卫学院营养学系的创始人佛德烈·斯塔勒博士也曾经批评："市面上又多了一本荒谬愚蠢、骇人听闻的书。书里拿许多科学实例验证，组合成一套看似复杂，实则虚假的理论，欺骗那些外行读者。"）

我还是常常打蔬果昔，并在农夫市集上结交到更多好友。我浸泡黄豆、烘烤面包、做燕麦肉桂棒。我参加更多比赛，寻找新的训练方法。我的第四场西部100英里赛来势汹汹，但我信心十足。

迎接新的挑战

比赛开跑前，达斯汀和他的明尼苏达州家乡老友罗德·雷蒙（也是优秀的耐力跑选手）打赌，看我会不会蝉联冠军：如果我输了比赛，达斯汀就要帮雷蒙免费整修前院（这项服务价值 2 000 美元）。如果我赢了，罗德就得乖乖交出他那辆 1984 年出厂的铃木摩托车给达斯汀。

那场比赛跑得很苦，但竞争不算非常激烈。最后 20 英里，达斯汀陪在我身旁边跑边喊："加油！加油！快点快点！呆瓜杰，我的车快到手了！"

比赛结束，我顺利夺冠。达斯汀打给罗德，却被转到了语音信箱，他气得对着手机大骂："你欠我一台摩托车！贱人！"

2003 年，我抱回第五座冠军，成绩 16 小时 1 分，比过去个人最佳纪录进步 20 分钟，被《终极跑步》杂志称为"年度最佳表现"。在那场比赛中，当我们正跑下一条干涸的排水道，前往美利坚河方向时，跑在我身后的达斯汀突然惊叫一声，我没理他。直到进入 72 英里处，我轻松滑下路面，达斯汀才说："哇，老哥，你知不知道刚刚你踩到了响尾蛇？"

这次战役，也是我与老战友汤托告别的时候。那个星期，它每天都跟着我和达斯汀一起练跑。我去比赛时，它待在我朋友的农场。赛道刚好会经过农场，所以当我跑过 55 英里经过农场的时候，还顺道探头看了看汤托。比赛结束后的第二天早上，朋友打电话来说汤托安详地去世了。颁奖典礼过后，我和达斯汀及几位超马朋友把汤托埋葬在一处山崖附近，就在赛道旁。

2004 年，我再度获胜，这次终于刷新了大会成绩，创下了 15 小时 36 分的纪录，每英里 9 分 22 秒，被封为"年度最佳超马选手"。更惊喜的是，我实现了 6 年前设定的"刷新大会纪录"目标。同年，运动品牌 Brooks 邀请我和他们的团队共同设计全新款式的 Cascadia 越野跑鞋，我去各地公开演讲，并到店里参加活动。2005年我拿下第七个冠军，创下前所未有的连续7年卫冕纪录。我也终于剪掉长达35厘米的头发，捐给为癌症孩童设立的非营利组织——发之爱基金会。这场典礼不盛大，但头发落地的感动远比过去所有的理发经历深刻得多。

我珍惜每场比赛，也珍惜赛前的准备时间。当地媒体采访了达斯汀，他当然已经准备好了发表意见。2003年《奥本市日报》错把达斯汀照片登在头版，大大的标题写着："斯科特·尤雷克五度拿下西部100英里赛冠军"。我们看了哈哈大笑，后来甚至由他代我上台领奖。西部赛主办单位对这点很不满，我们却乐得不得了。

晚上，我和达斯汀在内华达山上露营，那里气温有时会骤降至零下1℃。睡觉前我们望着墨水般的天空，我没有提到达斯汀启动了我的跑步细胞，或是我迄今取得的战绩；我们没有谈到已成为对方避风港的情谊。对达斯汀来说，跑步帮他明确了目标——不必再游走于明尼苏达州和科罗拉多州之间，不再过着追赶雪花的日子，或当临时木工讨口饭吃。对我来说，跑步让我暂时卸下责任，投向自由。

几年前，我曾经在积雪中跋涉，规划壮丽的人生蓝图，为跑步砸下大把钞票。我盘算着要全力跑步，抱回冠军宝座，但我从没想过会获得厂商的青睐，与Brooks、Pro-Tec、克里夫能量棒等大公司合作，也没想过比赛之外，还能四处演讲参与展览会。这些光彩亮丽的事仿佛是超马之路上的旗帜，标志着一条当年嬉皮丹鼓励我去追寻的路。又或者，这些其实是警示灯？我不知道。

我还想得到更多，想继续突破极限，想把自己剖开看看还有什么新奇发现。我要迎接新的挑战！

斯科特独门素食
糙米、天贝佐日式酱油与青柠汁

常听大家说,准备素餐很麻烦,费时又费力。为了证明其实不是这样,我来介绍这道料理。如果事先煮好糙米,20分钟内即可做好。糙米赋予这道料理坚果的颗粒感,也提供必需氨基酸。天贝中脂肪和蛋白质含量比例是1∶3,是低脂高蛋白的黄豆制品(对于需要多摄取蛋白质的我非常珍贵)。更值得一提的是,天贝经发酵而成,容易消化,不适合吃黄豆的人也有福消受。

原料:

生糙米　4 杯

水　$2\frac{3}{4}$ 杯

椰子油或橄榄油　1 茶匙

天贝,切成 3~6 毫米厚的片　约 227~340 克

青柠汁或柠檬汁　1 颗的量

日式酱油或其他酱油、水,均匀混合　各 1 汤匙

红咖喱杏仁酱(做法请见 12 章)

将糙米和水放入锅中先煮开,再用小火焖煮 30~40 分钟,直至糙米变软。用叉子把饭翻松、冷却。

将油倒入大煎锅直到没过底部,开中火,天贝每面煎 3~5 分钟至表面稍微焦黄。关火,挤些青柠汁或柠檬汁,倒入酱油。

装盘时,先盛糙米饭,在上面铺几片天贝,淋 1~2 滴红咖喱杏仁酱。至于小菜,不妨来点印式卷心菜沙拉(做法请见 12 章)。

14

热得一团糟

2005年，恶水超级马拉松赛

> 跌倒七次，要爬起来八次。
>
> ——日本谚语

1977年8月3日，正好是当年温度最高的一天，一位名叫阿诺的50岁跑者从加州恶水盆地出发，跑过死亡谷，登上海拔4 267米的惠特尼峰。他身高约1.96米，体重近91公斤，前两次想征服这条路线时都铩羽而归，这次可能是他最后一次机会了。他奋力一搏，终于征服了恶水盆地，恶水超马赛因此诞生。

事后他说，他跑最后那40英里的时候："好像宇宙间每一道宁静的曙光……都为我而升起。"他还说，那次在100英里以后拍摄的每一张照片，他身上都散发出一股人间没有的奇异光芒，很像神。

而今天，全长135英里的恶水超马赛起始于低于海平面85米的死亡谷，赛道直指柏油路面，仰攻海拔2 530米的惠特尼峰登山口。我第一次听到这场比赛是4年前，是我的朋友、疯子跑者瑞克·米勒告诉我的。

恶水超级马拉松赛（简称恶水赛）享誉全球，好几部纪录片都是以这项赛事为主题拍摄的。它出名的部分原因是大会举办人克里斯·科斯曼对媒体的成熟操控。媒体称这项比赛为"地球上最难的路跑赛"，但我对这个说法高度怀疑，因为赛道全是柏油路段，这种地势对超马选手而言相当平坦。这场比赛最简单的地方是：比赛持续的时间是60小时！开玩笑，走路都走得到。我都跑过那么多届西部100英里赛了。练跑时也曾攻过十二峰，朝着3 000多米的山峰跑上跑下。我曾经让其他跑者的日子很难过——他们连我的背影都没机会看到，所以，恶水赛哪里唬得了我，但我确实对这场比赛很有兴趣。恶水赛显然不像其他我征服过的赛事那么难，可是它又具有一些非常出其不意的难点。好，让我去瞧瞧吧。

大多数超马选手两次比赛间至少会休息一个月，但我第七次拿下西部100英里赛冠军后不到一个星期，就打包飞往了拉斯维加斯。很多人听到我这么快又要参加下一场比赛，而且竟然是恶水赛，都断定我没救了。

一到死亡谷我就开始练跑，结果鼻毛烧焦了，而且感觉好像有块烧烫的生铁在我脑中不断窜烧。我立即去家居用品大卖场买了一组工业洒水器，并请瑞克和芭波夫妇协助组装起一个棺材大小的冷藏箱，准备用来装冰块。当然，我也央求达斯汀来担任助跑（他知道这里有多热，所以强迫我接受以下的条件：比赛结束后要带他去拉斯维加斯豪赌，还要看脱衣舞秀）。

我的假想敌是去年的第二名，那位机场行李搬运员，加拿大人费格斯·霍克。他最喜欢说些"恶水赛前半段是用脚跑,后半段是用心跑"

之类的话。感觉他没什么威胁性，人很有趣。另一位假想敌是50岁的选手麦可·斯威尼，他用胶带黏出了一件冰袋背心，还自制了一种冷却头盔：拿一个特百惠大塑料碗，里面装一个特百惠小碗，往两个碗之间封入2.5厘米厚的冰层，再把这组"头盔"放入干冰里。总共做了3组。他要在比赛时戴着这种冷却头盔，至于固定头盔的方法，则是拿胶带缠绕脸颊，再往上黏头盔。斯威尼特别痴迷于高崖跳水，头撞过不少次，他说这样才能让他的头不怕撞。

其他高手包括身形高大威武的德国三剑客，他们戴着松垮的圆顶遮阳帽。赛前一认出我就开始合唱："窝们挥打败你！"

被超马赛吸引的人几乎都有个特性：执着。毕竟要跑完50英里，每天至少得练跑3小时，抽筋、伤痛和孤寂才是好朋友，迟疑、猜忌以及怀疑更是家常便饭，有时还会厌恶自己。超马选手千奇百怪：有戒毒中的毒犯，有戒烟或戒酒中的人士，有预言家也有先知，更有怪里怪气的工程师、古怪的诗人，以及时刻紧张兮兮的怪人（其实不必这样）。至于僧侣和神职人员，就更不用提了。

钦莫伊大师是一个很好例子。他在1964年到纽约后，就开始教导大众静坐冥想，提倡转化自我的生活哲学，这正好跟运动员的精神契合。他有许多信徒，其中比较有名的有墨西哥吉他手卡洛斯·桑塔纳、美国金牌田径运动员卡尔·路易斯。他在纽约皇后区设立总部，要求信徒独身禁欲，奉行素食生活，不可沾染毒品、酒精和烟草。许多信徒在他旗下的店铺工作，例如皇后区牙买加的"微笑超脱午餐小馆"和法拉盛地区的"合一恩泉圣心素食餐馆"。

1977年，钦莫伊大师马拉松团队宣告成立，这个团队除了推广超马，也积极组织比赛，最知名的"超越自我马拉松赛"总路程3 100英里（近

5 000英里），是世界上最长的路跑赛。比赛地点就在纽约市皇后区内的一个四方形街区：从一六四普拉斯大道左转，到阿比盖尔·亚当斯大道（第八十四大道），跑到一六八大街再左转至中央公园大道，然后跑回起点，总长度不到900米。比赛路程设为3 100公里的原因，是为了纪念创办人钦莫伊大师于1931年出生。选手必须在52天之内绕行这个四方形的街区，跑完5 649圈（2011年因高温而延长为54天内跑完），相当于一天内至少跑两次全马。许多选手会一天跑17~18小时。这场比赛太可怕、太单调重复，因此参赛人数非常少，跑完全程的人更少。2011年只有10个人参赛，8个人跑完全程。

不过，当代最有名也最受批评的长跑团体是"巅狂圣师"。据说它的设立宗旨是洗涤心灵、提升自我。成员得每个月做出金钱上的"奉献"。创办人及领导者马克·提泽，别名"悠"，竭力提倡公社生活、超级马拉松与自由做爱。他在带领选手练跑时会随意拉长距离，说这样可让选手"加强适应能力"。他让跑者伸出手臂，他按压之后就告诉跑者有哪些毛病、该选什么款式的鞋子、晚上该和谁做爱。成员吃和睡都在地板上，饮食仅够基本生存。1996年，两位前成员愤而将其告上法庭，第二年又加入一位，齐声控诉创办人剥夺他们的睡眠、饮食，还强制隔离他们。该案最后庭外收场。还有位女性成员向警方举报她曾遭强暴。一位名叫马克·海尼曼的成员，明明身体强健，却在跑过48小时马拉松赛后因肺炎猝死，当时仅有46岁，正值壮年。

只要有正确的训练方法，每个人都能跑超马

恶水赛开跑后，麦可·斯威尼在24英里时超过了我，但我没放在心上,尽管他是个喜爱撞头、头戴冰块安全帽的高崖跳水选手,但我也根本不担心。我把重心思放在48英里处的上坡路段,到那里我才要一举击溃他,称霸群雄。

几英里后我从第二落后到第四名,费格斯从我身旁跑过,另一个我不认识的、叫克里斯·博格兰的选手跑在第三名。我又开始一阵阵恶心。队友要我放慢脚步,但我有一种被一群原本我看不起的败犬痛扁的感觉。我刚听见播报员说斯威尼领先25分钟。

都怪天气太热。练习虽然有用,但再多练习也抵抗不了高温这种酷刑。想象一下,太阳单单针对你,恣意散发热力折磨你,吸进的每一口空气,都像一道岩浆渗入你焦涸的喉咙,烫灼你的肺部。接着再想象,一大瓶冰凉的水在前方等你喝光,一座大型游泳池等你跳进去游泳,还有大块大块的阴凉处与大型阳伞为你遮阳,放松躺在凉席上,凉风吹拂着你。然后再想:这么美的体验,只要再跑110英里就有了!但是,你得先忍受步步进逼的高温,每一步都是严刑拷打,甚至更惨。

我跑了一大段上坡路,才到20英里处的烟囱井补给站,队友已经在那里准备好那口棺材大小的冷却箱了。达斯汀穿着羽绒夹克,赤着脚,在停车场跳上跳下,喊道:"山芋好烫!山芋好烫!"他想搞笑逗我开心,要我转移注意力,要不是我觉得内脏快熔化了,我一定会笑出来。

我脱掉 Brooks 为我特别设计的防晒裤和长袖防晒上衣,扭动着身体钻进了冷却箱。当听见队友似乎正在谈论斯威尼领先的事,才想起我该起身了。有时候,你去做就对了,此刻正是好时机,还不快出发?但我的身体却不听使唤,我从来没享受过这么舒服的感觉,好得无与伦比。达斯汀说该走了,但我不想走。

最终还是得出来,但一出来立刻就想爬回去。才跑了2英里,我就说我想回去冷却一下，队友喊着要我先往前跑2英里，但他们把补给车往前开了3英里才停下来等我。我好不容易跑到补给站，准备要钻进冷却箱了，他们又叫我再跑2英里，然后他们又把补给车往前开了3英里。最后，瑞克·米勒叫我不要再幻想冷却箱了，他拿出那套工业级洒水器洒遍我全身。

超马赛是一段孤寂的旅程，但恶水赛却让你感到极其孤立无援。亿万年的沙丘在山谷间堆积，有如道道波浪。巨大的石头耸立在荒原中，沙漠中的盐滩闪烁着晶莹光芒，有种危险的美感。

超马赛有个其他比赛不具备的优点，那就是无论情况多糟糕，无论身体承受何等痛楚，事情都有回旋余地。只要不停下脚步，救赎就在不远处。斯威尼仍领先我5英里，而我还得跑10英里才能抵达城镇隘口，这是赛道的59英里处。这10英里路程中，同样有骇人的高温、漫天黄土和杀气腾腾的上下坡。跑道虽条件严苛，却是车商的绝佳舞台，用来测试性能卓越的新款车再适合不过。不过连沙漠老鼠瑞克都对这热度没辙了，所以改由达斯汀和我一起跑这10英里。"你最强！好兄弟，加油！呆瓜杰，他妈的快跑！"达斯汀一路大呼小叫。我们恰好在日落时攻上了这个隘口，换达斯汀休息，为晚班储备战斗力，另一位朋友贾斯汀·安格陪和我一起跑。

过去在塞山的练跑，让我学会跑下坡的技巧，这次面对通往佩纳明特谷的下坡，我也使用同样的招数。我觉得我又飘起来了，飞过费格斯身边时高喊："我飞起来了！"后来才知道我竟然是5分钟1英里的疯狂高速。黑夜降临，我如闪电般冲进谷里。这里的夜幕不是慢慢降临的，而是"咚"一声立刻笼罩苍穹，气温也刷地"降"至40℃，但这都没关系，因为传说中的黑暗小丑、蛋糕公子哥眼中的恶棍王子达斯汀这时进场陪跑，我们一起往暗夜战场奔去，时间仿佛倒转回我们一起在杜鲁斯市的野地小径跑步的时候。放心，怎么会出问题呢？

进入 70 英里，我终于知道会出问题的地方在哪儿了。前一刻我还快乐飞奔，后一分钟我就感觉要死掉了，我开始找，看附近有没有沙漠响尾蛇，只要被咬到，放弃比赛就不丢脸了。

跑出佩纳明特泉村几英里后，费格斯又超过了我。我坐在路边呕吐。吐了又吐。队友围过来，要我抬高双脚，接着把我搬到车子另一边，免得费格斯的团队知道我吐了。他那些跟班老是偷偷摸摸跟着我，看我在哪里、状况如何，再告诉费格斯他需不需要努力快跑。莉亚、芭波、瑞克挤到我面前，安慰我说胜算再小的比赛我都赢了，难度再高的我也都跑完了。我只是不停干呕，还幻听到有人说："这种事不会发生吧！"却发现那是我自己的声音。

我读过很多营养学和物理治疗学方面的书，我心知肚明：此刻我的体内正在发生一些不应该发生的事。

从某些方面来看，超马不像马拉松那么辛苦。长跑时，我的心率比较低，肺部负担也较小，而这两项数据在冲刺的时候都比较高。当然，大多数马拉松比赛都不经过酷热的死亡谷。我先前已经针对这一点做足了功课，身体应该已经调到最佳状态。顶着艳阳练跑，让流汗和血液循环发挥了实质效用；在高纬度训练，增强了适应能力，微血管的运行能力、线粒体能量转换、酶催化后的 2,3-二磷酸甘油酸值都有提升，帮助加速氧气进入需要它的组织中。身体的适应力确实惊人。这也证明了我常说的：只要有正确的训练方法，每个人都能跑超马。

为何卓越的马拉松选手并没有积极进入超马领域？这是有原因的，奖金不够高并非唯一原因。虽然超马的速度比较慢，但维持这个状态数小时之后，会让原本精力旺盛的选手跌坐在路旁不断干呕。另一种情况是，每次脚步碰击到地面时，肌肉和骨骼的负荷会加重，大腿前侧的股四头肌和小腿肌肉都会被迫拉长以减低冲击，无论是赤脚还是穿着精锐的 Brooks 跑鞋，无论是跑步或是走路，无论是以脚跟还是脚趾着地，上百英里下来，负担都会层层累积。下坡路更严重。如果你看到选手拖着脚滑过恶水赛终点线，不要以为他们是因太累而无法前进，他们是脚太酸痛而无法正常着地。

在这种恶劣的情况下，即使你有办法吞下食物不吐出来，也会遇到大名鼎鼎的撞墙期——储存在肝脏和肌肉里的肝糖原存量降低。跑马拉松，你可能只会在比赛终点线上撞到这堵墙，但在超马赛中，这堵墙不只在中期出现，而可能时时刻刻、分分秒秒存在。你的身体有好几个小时都处于异化代谢状态，因为缺少肝糖原，身体将开始消耗脂肪、蛋白质甚至是肌肉，以确保能量足够。

为应付这段长时间的异化状态，身体会分泌与压力相关的荷尔蒙，这样又会引发一连串的生理反应。跑完超马后如检验血液，通常会查出心肌酶升高、肾损伤，有害物质激升——应激激素皮质醇、造成发炎的白介素 6，以及因肌肉损伤产生的肌酸激酶都会打击你的免疫系统。数据显示，每 4 位跑完西部 100 英里赛全程的选手中就有 1 位患重感冒。这时可是艳阳罩顶的夏天啊！

最要紧的是，超马的超长程距离会迫使你独自面对自己，这时的思绪会变得更清晰，要好好控制自己的思绪，最好放一首积极的歌，或者想一个能让你锲而不舍的好故事。我们的头脑绝对不容许一丝一毫的负面思绪。许多中途弃赛的选手，不是身体不行，而是心志无法支撑了。

难道我的心背叛了我？我该如何挽回它？

"你他妈的继续给我躺在沙子上啊，这样就能赢喽？快点！呆瓜杰，去你妈的赶紧爬起来！"

我爬起来，想跑步，但脚步不稳。

"快点！呆瓜杰，"达斯汀哀求，"我们不用跑，走就好，我们只要在沙漠里走走路就好。"

我们刚走了一小段路，达斯汀就说："我们跑几米吧，就像诺迪克滑雪训练一样，我们来'娃'雪走路。"他模仿俄国教练的腔调逗笑我了，不过我还是趁呵呵笑的空当喝了一小口水。

我落后斯威尼好几英里，甚至连那个疯子加拿大人也追不到。该怎么办？我问达斯汀。

"一步步慢慢来，"达斯汀说，"一步一个脚印！"

我忘了要赶上其他选手，也忘了要跑完全程，所有的事我都忘了，只一心想着要在下一段之字形山路上把失去的补回来。达斯汀看穿了我的心思，他劝我这只是比赛而已，不是来拼命的，不必把自己逼到绝路。

我们跑过了一座孤独的沙丘，路上零星长着些短叶丝兰。我的胃好多了，又开始跑起来，达斯汀也跑了起来。我开始恢复正常速度，达斯汀也跟进。"注意节奏，注意动作。呆瓜杰！节奏和动作！快，脚步迈开！快点！你他妈的想红是吧！我们一起冲！"

我们跑起来了。我已经跑了 85 英里，跑过了死亡谷国家公园旁那片起伏的高原。队友说费格斯已经超越了斯威尼，而且斯威尼这个高崖跳水爱好者步伐飞快。我和达斯汀开始加速，先是以 8 分钟 1 英里的速度，下 1 英里进步到 7 分 30 秒。我觉得我可以永远这样跑下去。

让身体开关转到"最大输出"

如果你是个运动员,又够幸运,你一定有过这种经验:表现超出预期,抵达"顿悟"的境界——那种灵光乍现、近似禅修而得的豁然开朗,通常是毫无预兆就发生在身体到达极限的时候。在橄榄球赛中感受过"顿悟"的跑锋回忆:那场比赛里其他人好像突然开始做卡通里的慢动作,只有他一个人如鱼得水,抱着球冲锋陷阵。体会过"顿悟"的篮球选手回想起来会说:那时候篮筐不是"好像"变大了,而是"真的"变大了。跑步者在想起"顿悟"时刻,会说那时仿佛被整个宇宙吸了进去,又好像看到了整部人生默片在路旁的野草叶片上播映。

体验过顿悟时刻,我够幸运,我觉得那时才真正知道什么叫"不费吹灰之力"。当比赛中的困难、求胜欲带来压力和痛苦积累到几乎无法承受的时候,脑中某个地方就突然开窍了。我找到另一个强大的自我,把痛苦镇压住。

我们有办法顿悟,却无法留住顿悟。天赐神力,奔跑到达极乐之境后,随之而来的是膝盖阵痛,或是一阵尿急的感觉,还会为被我疯狂赶上的跑者担心,不知道他现在怎么样了。我知道这些想法在此刻并不重要,但却无法遏止它们出现。现在重要的是这个忘我的境界,要进入这个境界,方法不止一种,例如祷告或冥想。我的方法则是让自己的身体开关转到"最大输出",让体力和精神闪起红色警示灯,然后再加力越过这个极限,就能抵达那甘甜的美地。听说有些人能在一场短短的 5 英里跑内就抵达这种顿悟的魔境,还有人专心削萝卜就能进入。我也试过这些方法,还成功了,可在超马的世界中,跑入此种境界绝非遥不可及,几乎每个选手都觉得理应到达。

此刻是午夜12点半，我已停止加速。麦可·斯威尼在哪里呢？凌晨1点钟，在满天星星和矮小的短叶丝兰环绕下，我和达斯汀终于听见了斯威尼的气息。他上气不接下气，无助地呻吟着。他的冰袋背心融化了，变成了9公斤的累赘，拖累着他。至于干冰碗头盔，因为温度太低，根本无法戴在头上。他的装备完全失败，现在他摄水过量，肾脏无法正常运作，多余的水分排不出体外，出现了低血钠症状。他摇摇晃晃，步伐不稳，脸部水肿，可见身体里的钠指数在急剧下降。

经过斯威尼的时候，我看了看他的脸色，以他目前的身体状况，应该根本站不起来才对，更别说跑步。那晚，我对他的敬意油然而生。我对恶水赛也抱持了更多的敬重。

我和达斯汀在90英里处超越了费格斯，半英里后他反超过我时，有点抱歉地说："对不起啰，斯科特，我要向加拿大的乡亲交代。"

自从在洛杉矶100英里耐力赛和班恩·西恩与汤米·尼尔森对战以来（参见第8章），我就不曾拼到这么晚过。过去5年多来的任何一场赛事中，只要跑到80英里左右，我差不多就可以自行宣告胜利了。这次却不同。我默默将费格斯·霍克列为可敬的对手。

几分钟后我再次超越费格斯，此后他再也没有超过我。

破晓时分，我和达斯汀并肩跑过欧文斯湖干涸的湖底。黑色的夜空变成红棕色的晨曦，达斯汀慢下脚步，溜进一辆卡车里面不见了踪影。我继续跑向孤松镇，在这里碰到鹿虻倾巢而出，然后直奔惠特尼峰，直到经过100英里的指示牌，我才意识到以前从没跑过这么远。有位绰号"恶水班恩"的传奇医生坐在车里看着我跑步。十几年前他跑恶水赛时，在赛道上碰见一具干尸，只好停下脚步协助验尸。我后来听说，当时恶水班恩计算了一下我的速度与已经跑完的距离，对他车里的朋友说，他有点担心我会跑死。

我终于跑过了终点线，跑完 135 英里，已经过了 24 小时 36 分钟了。从没有人跑出过这种速度。从没有人在两周内夺下西部 100 英里赛和恶水 135 超马赛的冠军。

比赛结束后，我坐在一大片松叶里，想起再也无法行走的母亲、从来没看过我跑步的父亲、教导过我的教练、给我人生指引的跑者和作家。我想起我的妻子，又想起我最好的朋友达斯汀，这两人虽然不善言辞，但都是我的心头支柱。

"喂！呆瓜杰！"是达斯汀。一如往常，他打断了我的思绪。

"我们什么时候去拉斯维加斯？什么时候去看脱衣舞秀？你他妈的答应过我的！"

腾出运动时间

　　如果你想规律地跑步，就要每天腾出时间来，哪怕只有30~60分钟。如果你觉得连这点时间也无法挪出来，请先问自己：花了多少时间看电视、上网、逛街？不如把这些时间砍掉一部分，改做些对你有益的事，如果还是觉得有困难，可以创造运动机会，例如跑步上班，下班后再骑车回家。现在许多企业为鼓励员工运动，会提供淋浴间、更衣室，甚至会公布奖励措施。雇主认识到员工的健康是企业最大的资产，关心员工健康才能降低企业健康成本。你可以跑步到商店买东西，然后请别人接你回去。尽量将办事跟跑步结合，这样你就能一边处理事情一边练跑，一举两得。照我说的方法持续运动，必定能更加勇健。

斯科特独门素食
椰米消暑圣品

在意大利旅行的时候，沿途吃吃喝喝，意外发现这道令人惊喜的组合。跑斯巴达松超马赛时，也领教过这杯饮料的神效。米浆冰凉爽口，这种滋味常被人忽略，但却是非常重要的比赛食品。米浆中加入椰浆后更添风味，不仅帮助降下体温，还能迅速补充能量。鼠尾草籽则是第三道秘密武器，除提升口感外，也具有好消化的蛋白质。浓稠香郁的饮料一入喉，立即消除浑身燥热。如果想多些甜味、多加些糙米或白米，建议放3~4颗枣，也可以加2汤匙枫糖浆。

原料：
煮熟的糙米（或白米） 1杯
稀释的椰奶 1/2杯
水 4杯
龙舌兰蜜 2汤匙
海盐 1/2茶匙
椰精 1/2茶匙
鼠尾草籽 2汤匙

将米、椰奶、水、龙舌兰蜜、海盐、椰精放入榨汁机中，高速搅拌1~2分钟，直到变得细腻滑顺为止。加入鼠尾草籽用力摇匀。成品可倒入水壶中，运动时、运动前后都可来上一杯，舒畅你的全身。这些原料可以做出约1 200毫升饮品。

15

这些家伙又来了？
2006年，铜峡谷超级马拉松赛

> 当你赤脚碰触大地，而且与地球融为一体，表示你可以无穷无尽地跑下去。
>
> ——拉拉穆里族谚语

2005年过了一半，一封电子邮件出现在我的邮箱里，发信人是卡巴洛·布兰科，西班牙语为"白马"之意。我后来才知道，他的原名是米卡·特鲁，曾是个拳击手，也曾流浪各地当搬家工人，更是个厉害的长跑高手。看到他的电子邮件，我才知道他一直在关注我的比赛，而且给我下了一封战书。

卡巴洛住在墨西哥铜峡谷深处的泥屋里，附近居住的是印第安原住民塔拉乌马拉族，原字面"拉拉穆里族"，字面意为"奔跑一族"。他在信里说这个民族是地球上最强的跑者，他希望我能参加他创办的铜峡谷50英里赛，由超群绝伦的超马选手（指我）来对抗出类拔萃的天生跑者，奖品为450公斤玉米和750美元奖金。我对这群人有印象，在洛杉矶 100 英里耐力赛起跑线,那些穿着宽松袍子、嘴里叼根烟、轻松飘下坡的就是塔拉乌马拉人。他们是地球上出类拔萃的跑者?

我酷爱四处游历,喜欢探索多元文化,对这些穿着宽松袍子的民族当然也有兴趣,但去墨西哥参赛会打乱我的计划。当时我正为德州奥斯汀马拉松赛做训练,若跑完那场比赛后立即参加 50 英里超马赛,好像没太大意义。更何况,我对西班牙语一窍不通,怎么去铜峡谷也不知道,再者,这场比赛似乎没什么了不起,以前我就已经打败过这些印第安人了。

卡巴洛写道,他认识的塔拉乌马拉人跟我在洛杉矶赛打败的人截然不同,他还说他感觉得到我内心深处与这些跑步者有共鸣之处,如果有一位美国的跑者莅临部落,一定能激励这些生活在艰困环境中的塔拉乌马拉人的。

我回复说,我很乐意帮助塔拉乌马拉人,协助他们脱离苦海,但我实在没办法成行。谁知道这样写竟然铸成大错!

几天后,卡巴洛又寄了一封信给我。

"脱离苦海?妈的塔拉乌马拉人没有苦海!他们不用你同情施舍!"

我心想,哇!这人真怪!然后就将这件事抛在脑后。但我还是不断收到他的电子邮件,信中谈论这些住在铜峡谷的神秘民族,以及外人不知、只有族人独享的秘密。

我想,如果有机会飞到那个神秘国度,我就去。接着,生命自动为我开了一扇窗。

我接到另一封电子邀请函,这次是作家克里斯托弗·麦克杜格尔寄来的。他正在撰写有关塔拉乌马拉人的书,而且他精通西班牙语。他保证：如果我和这些塔拉乌马拉人同场竞技，一定会不虚此行。

我同意了，但不是为了"不虚此行"而跑。我跑过许多值得一跑的好比赛：我在西都参加过怀特河50英里赛、米渥克100英里赛、耍酷50公里赛、难熬的沃萨奇100英里赛，在东都则跑过山区被虐狂50英里赛、佛蒙特100英里赛。我组队参加了日本的长谷川杯，顺利夺冠；参加香港乐施毅行者路跑的时候，我的团队刷新了大会纪录。我有自己的物理治疗正业，还要指导学生跑步，一周工作时间超过50小时（仅能糊口），在西部100英里赛几周前还要担任跑步训练营的讲师，分享跑步的技巧与信念。在营队中，我提供营养丰富的蔬食餐。我以自己热爱的事物为生，又能教导许多与自己爱好相同的人。还有谁能像我这样，从跑步中得到这么大的满足感呢？

而如今我面对的问题是：我已经不太清楚还可以从跑步中得到什么，所以我对麦克杜格尔说：我们约在德州艾尔帕索市会面吧。

这个古老民族的独门秘方之一：绝佳的效率

我们一行人总共9位：麦克杜格尔、他的教练艾瑞克·奥顿、卡巴洛、我；弗吉尼亚州的两位新锐跑者珍·谢尔登和比利·巴奈，以及自称"赤脚泰德"的泰德·麦克唐纳，他最近才刚始赤脚跑步，发现这样真好。另外有我的死党兼摄影师路易·艾斯克博和他父亲乔·拉米瑞。

卡巴洛说比赛的起点设在乌里克小镇。抵达乌里克之前，得先爬过35英里山路，穿越像被一刀刀划过的峡谷山岭，经过规模企业种植的大麻田（由装配自动武器的小规模军队看守），再走过只有他才知道的隐秘小径，然后塔拉乌马拉人就会与我们碰头。

我们爬了 3 个小时,但半个塔拉乌马拉族人都没看到。卡巴洛说,听说最近有个不明病毒肆虐了某个村庄,或许这里刚好受到了重创。他要我们耐心点,同时也要做自力救济的最坏打算。我们涉险渡河,越过遍布仙人掌的山脉,走在驴子踩过的小径上。如果不是识途老马卡巴洛带路,我们一定是无头苍蝇,在这鸟不生蛋的地方绕不出去。

上午 9 点我们抵达河岸,一幢幢单层泥屋紧紧相依。这里是铜峡谷海拔最低处,和峡谷边缘的最高处差了 1 500 米。太阳当空高挂,我们的汗水滚滚下。卡巴洛要我们稍等,也许塔拉乌马拉人会在这里现身。他提醒我们,塔拉乌马拉族非常害羞,他们出现时,我们讲话不可太大声,态度不要太急切,也要牢记不可跟他们握手示好,入乡随俗,轻轻触碰指尖就可。他还说带个小礼物会比较礼貌,就拿些可口可乐和芬达汽水吧。

听他这样说,我惊呆了。难道我跋山涉水到这么偏远的地方,只为了拿一些装满高果糖玉米糖浆的塑料容器给原住民运动员?我看还不如干脆送他们沾染天花病毒的毛毯算了!但卡巴洛坚持要送饮料。

我们在一间小店躲避毒辣的太阳,汗津津的双手握着可乐瓶。卡巴洛又说我们可以开始爬小径了,搞不好(但也许不会)他们会出现在小径上。目前还没人发现他们的踪影。一眼望去空无一人,而转眼却有 5 个穿着裙子与亮色短衫的人出现在我们身旁。乍一看好似一群野鹿。

我们轻碰对方的指尖,不发一语,接着便一路攻上 1 500 米的峡谷顶端,到达山顶后,立刻又得爬下山。大约 10~40 分钟后——记不清楚了——又多了 6 位塔拉乌马拉人。他们忽然从林间现身,仿佛周身有一阵烟。

一位塔拉乌马拉人对我有浓厚的兴趣,上下打量着我,我也回看了他。他的体型比其他人壮硕，目光炯炯有神，全身透着一股傲气与自信，或许还有一丝防备。我能从他眼里读出这些讯息，毕竟，我跟他有相似的气味。他头发乌黑，下颌轮廓像电影里孔武有力的警察，肌肉如攀岩绳索般结实。他的大名是阿努尔佛，铜峡谷塔拉乌马拉的王者，"奔跑一族"中最擅长奔跑的天生好手。麦克杜格尔和我提到过他，卡巴洛也向阿努尔佛提过我，说我也是个伟大的冠军跑者。

我们和印第安人一行人浩浩荡荡，卡巴洛走在前头。仙人掌、矮灌木丛冷眼看我们爬过，沙漠橡树耸立在我们身旁，广阔干燥的荒漠在我们眼前展开，几株龙舌兰树排成行列。当我们稍作休息，珍、比利、泰德和我都忙着咕噜咕噜灌下水壶里的水，塔拉乌马拉人则突然双脚跪地，好像小腿肌腱被砍断了似的。我第一次看到时大惊，后来才发觉他们是在休息，事实上，这种姿势最能有效储备体力。他们站起来时也没有多余的动作。原来这支古老民族的独门秘方之一就是绝佳的效率。

他们随身没携带水壶，但能随时找到隐蔽的水源。当他们嗅到水源的味道就会走过去，弯下腰，快速喝几口，再返回小径。我们献上的可乐他们也默默收下，一口气喝光后把瓶子丢回路边（他们并不是不爱护地球，而是不知道什么叫"无法生物降解的污染物"）。

爬完峡谷道后我们来到公路上，这里距村庄还有 5 英里。警长开着小卡车在等我们。我们这群美国人站着——我们不想让"搭车"破坏了这神圣的一天。但塔拉乌马拉人立刻跳上车，这就是他们的效率。接下来的 5 天里，我们逐渐了解了他们。当我们吃能量凝胶和能量棒的时候，他们自成一圈，谈笑风生，从斗篷里，拿出"皮诺尔"玉米粥——将烤过的玉米磨成粉，再与水混合，这是塔拉乌马拉版的玉米运动饮料。他们也带了豆子卷饼。就是在这趟旅行途中,我才体会到一颗牛油果含有多少宝贵的能量。吃饭时我也意识到:一定要抢坐在桌子的尾端,因为牛油果沙拉会从这儿上桌。在此我衷心建议:不要和塔拉乌马拉人隔着一碗牛油果沙拉对坐,因为我和阿努尔佛互看着对方,大眼瞪小眼,不知该说什么。

我来这里旅游,是想一窥塔拉乌马拉族的生活。这段长假是我的充电之旅,但我渐渐发现,这可能不只是一场游乐,面对实力雄厚的塔拉乌马拉人,我必须全力以赴。轻视或怠慢都是对他们的不敬。

人类不是生来就成天坐着

5天后的早上8点,开赛鸣枪的那一刻,我的猜想终于被证实了。自从这些印第安人忽然现身的时候我就想,当年在洛杉矶败在我手下的,应该是他们族里的二流选手而已。有3位选手从起点就全力冲出,不了解状况的人还以为我们是在比5公里竞赛呢。他们都是青壮年,不抽烟也没有带水壶,如果带了食物,也会塞进斗篷里。

我起跑时不疾不徐,满以为胜券在握。我觉得他们不可能一直保持那种高速,何况还在38℃的高温下。10英里后,他们仍维持相同的高速。我不紧张,我以自己平时的速度跑步、进食,每小时摄取200~300大卡的热量。我带了两瓶水,吃点橙子、香蕉,在某个补给站我也尝了几口皮诺尔玉米粥。

经过20英里后,我超越了12位塔拉乌马拉选手,但还有几位跑在前头,我有点惊讶。又过10英里后,我更诧异了。35英里后,炎热让我又累又焦渴,但居然还有两位在我前面,穿着长袍和凉鞋奔跑。

现在我不只惊讶,而是惊叹了,当然也有一些忧虑。领先的是阿努尔佛,他穿着深红色的运动衫。

我快马加鞭,速度提升到 7 分钟 1 英里的速度。一般到比赛的后段,我会以这种速度超越前面的选手,超过他们时我还能看到他们的表情。这种速度足以让对手的意志力完全瓦解,但那些塔拉乌马拉人还是在我前方跑着。

我是专业的超马选手,几乎整年都在练跑,此时也正值事业巅峰。这些原住民从来没听过什么节奏跑或间歇训练,而恰是这一点,让我突然领悟到塔拉乌马拉族的秘密。他们不用为了跑步而准备,他们跑步不是为了获胜,也没有为跑步而设计饮食。对他们而言这是生存的本能。想去另一个地方,他们就跑着去,为了跑步,就必须保持健康。塔拉乌马拉人拥有如此惊人的耐力、速度和精力,最主要的秘诀就在于跑步跟他们的生活紧密结合。第二个秘诀(我现在也每天提醒自己),他们跑步时身心会超越地理环境的限制,甚至超越 5 种感官的极限。

他们效率极高,不会想太多;为了追求时尚或表达政治立场,他们也不排斥新科技。如果科技能让他们提高生活效率,他们就张手欢迎。他们有时也会搭车,会用废轮胎来改善传统的凉鞋材质。这是我一直以来所追求的:让科技和直觉完美结合。

也许你觉得我太自以为是,竟冒昧为沉默的塔拉乌马拉人发声,但相处中我真的觉得他们浑身散发着平静与祥和,他们向往简单,所以能进入一般人无法体验的世界,体验到所谓的"第六感",用最纯洁的心思和世界接触。这是我长久以来追求的境界。

塔拉乌马拉人跑步的姿势是教科书里的经典动作。他们的步伐流畅又省力,步幅很小,如蜻蜓点水般,只用中脚掌到前脚掌着地。他们不费不必要的力气，动作放得很开，肩膀也很放松。

后来在麦克杜格尔的《天生就会跑》中，塔拉乌马拉人被捧成了"神力运动员"，但我打了问号。对我来说，他们只是用了惊人的效率，付出恰好的力气，刚好驾驭自己的身体与四周环境融为一体。他们记得我们所遗忘的事情，现在的我们只在意秒表、运动饮食清单与功能先进的跑鞋。

在铜峡谷与印第安人共同生活了一个星期，我厘清了青少年时期在毕克滑雪营反复思考的事。我和塔拉乌马拉人比赛之后，"天生就会跑"这个概念就风靡了体育界，也深植于成千上万人的心中。身为人类的我们，天生就被赋予一双敏捷的腿，我们很早就懂得跑步的方法。根据这一派的说法，如果我们能回忆起天生的直觉，就能重新拥抱被遗忘的跑步姿态，不必再被痛苦侵扰。丢掉现代设计精巧的跑鞋，是你重回伊甸园的第一步。

事实上，赤脚跑步并不是塔拉乌马拉人成为优秀跑者的原因（他们穿着凉鞋），跑步姿势才是重点。赤脚跑步的确能矫正跑步姿势，但这只是其中一种方法罢了。如果你喜欢赤脚跑步的感觉，很好，但如果你习惯了穿着鞋子踩地的感觉，这也没什么不好。现代文明让我们养成了许多坏习惯，更带来许多意外灾害。不仅在跑步方面（许多人过度依赖避震型跑鞋，还有很多人误以为只有天赋异禀的人才能跑步），在饮食方面也是如此。快餐、相扑选手级大分量的餐点，都在伤害我们。带来了电力、青霉素、心脏手术的现代文明造福了全人类，但总的来说，人类越来越懒散与怠惰，越来越依赖方便的加工食品及普及的医药救护治疗，我们寿命变长了，但身心不健康。

塔拉乌马拉人呢，他们的食物和跑步方式都与我们的祖先相同。

他们栽种蔬菜，辛勤耕耘换取收获。他们跑步时将一切抛诸脑后，跑到忘我。他们也吃肉，只在特殊的节庆与场合中才准备，肉食是偶尔品尝的珍品，不是必需品。

如今的我比以前更健康，也跑得更远、更久，这些都归功于吃素。我不会特意劝爱肉食的朋友改吃素，也不会谴责别人吃烤土豆时还要涂上厚厚的牛油和酸奶油。会保养身体的人，会自然而然选择蔬食。

现代人的运动方式已经更便捷了，可是运动内容也变得更复杂。运动是人的本能，但我们究竟是依循直觉来训练，还是要把训练当成一门结构严谨的科学？我个人采取折衷办法，让科学和本能并行，一方面测量并且调整脚步，一方面享受奔驰的快感。想休息的时候就休息，尽管这并不是练跑内容之一。超马选手练跑时，必须时时记住积累的知识，但并不是非这样不可。如果问我跑100英里赛期待的是什么，我的答案是：我想遇上意想不到的事物。

身体会产生突发状况，训练也是如此。躲开掠食者的魔掌奔向食物、随四季的变化大吃或禁食、花很多时间走路和打瞌睡，都是我们的本能。

现在大多数人都是久坐一族，开车上网看电视都坐着，身体自然就会出现异状。《美国流行病学期刊》最近发布一项历时14年的研究，追踪了123 216位受试者，结果表明，每天坐6小时以上的男性，死亡率比坐3小时以下的男性多17%，女性的这一数据则是34%。报告指出，不论抽不抽烟，是否超重，以及——这点吓到我了——不管花多少时间运动，只要是久坐者，死亡率就提高。

人类不是生来就久坐，也不是生来就要做各种重复性高、机械化与小幅度的动作，可惜，如今很多专业工作都是这种内容。我们的身体原本渴望的是能做各种不同的肢体动作，从而得到充分的伸展与摆动。一旦整天都做着单调的动作，活动范围小、没什么变化——打字、扫描架上的商品、翻动汉堡肉或移动鼠标，身体当然会发出抗议。

系统化的运动训练就是在弥补这些缺憾，但这并不代表我们一定要学习如何跑步，而是要戒除坏习惯，解决身心的不平衡，减少那些与现代生活共生的负面影响。

铜峡谷超马赛路线经过铜峡谷底部，沿途热浪滚滚，遍布尘土。有一条600多米长的上坡路段，路旁有着葡萄树、木瓜树以及高耸的巨石。我们穿越城镇3次，路过豪饮嬉笑的居民与演奏轻快乐曲的墨西哥街头乐队。

这毕竟是在度假，我没计划拼命跑。我保持7分钟1英里的速度。虽然之前我练习过，但这群人从出生就开始练跑，虽然他们并不觉得这就是"练"跑。我的目标是效法塔拉乌马拉人，将跑步与饮食紧密结合。我想赢这场比赛，我想他们也是一样。我获胜，得到的是至高的光荣；他们获胜，代表一整年全村都不愁没玉米吃。

我加快脚步，在一个转弯处看见一道蓝色电光蹿出。那是西尔瓦诺，他穿着族里的传统服饰。我们之间的距离缩小了。我闻到仙人掌花的甜美香气，跑过点缀着几粒江花苞的蜡烛木。在40英里处我追上了西尔瓦诺，但只跟在他的身边，没有交谈。我默默希望我们两个能一起追上阿努尔佛，这样在到达终点线前才能相互厮杀，但西尔瓦诺显然累垮了。

我在最后一道标线附近看见了阿努尔佛的身影，他看起来也累得不行了。我们互相使了个眼色，我在他眼中读出疲倦与脱水的讯息，但我也看到了其他意思——熊熊燃烧的斗志。我知道他不愿把冠军宝座拱手给我。前方还有5英里路，他领先我大约七八分钟，但我告诉自己，我做得到。我转了弯，体内早已蠢蠢欲动的生存竞争本能倾巢而出。可惜，这些本能此刻有点不够，因为阿努尔佛同样也有这种冲动。

最后他领先我 6 分钟获胜，两人距离相差不到一英里。

我没拥抱他，也没有其他举动。我用英语说："你的优异表现非常惊艳！"但他听不懂英语，我又改用西语对他说："你真的很强！"

我向他深深鞠躬，致上真诚的敬意。

后来有人问我，让他赢是不是基于尊重对方的文化，或是我想要对他表达善意。我只能说，会这样问的人，实在太不了解竞赛对我的意义了！阿努尔佛是确确实实、堂堂正正地打败了我！不过，第二年我卷土重来，超前他 18 分钟，终于夺冠。我把玉米和 750 美元献给了塔拉乌马拉人。

赤脚跑

赤脚或只穿轻便跑鞋跑步最舒服的一点，是你能与肌肉运动知觉（自我知觉）相互配合，感受到自己在这个空间的绝对位置。你和地面的距离是零，因此每踏出一步，就能立刻获得回馈，让你信心大增，踏出轻盈的下一步，并且跑出适当的姿势。受过伤还在复健期，身体结构不适合赤脚的跑者，或喜爱跑鞋的跑者，跑步时还是会穿鞋。不管穿不穿鞋，姿势正确是最重要的，如果赤脚跑能帮你调整姿势，那就脱掉跑鞋吧。

想赤脚跑步？请听我以下建议：不顾一切想丢掉跑鞋去跑10公里路跑前，请先放慢、放轻松。太快太心急，只会增加受伤的风险。

你可以先找一块草地或沙地，每周跑1~2次，每次跑5~10分钟，轻松跑即可，不要在意速度，着重于矫正跑步姿势。如果感觉还不错，将其中一次的训练时间增加到20~45分钟。训练后，我喜欢在操场或公园里轻松跑2~3公里，缓和一下情绪。

除了一开始放慢脚步以及轻松跑之外，其实你也不需要每次都赤脚跑步。穿着轻便的跑鞋或薄底竞赛鞋，也可以达到矫正跑步姿势的效果。这十几年来不管是长距离训练还是比赛，我几乎都穿着Brooks薄底竞赛鞋到处征战，恶水赛和斯巴达松超马赛也不例外。薄底的轻便跑鞋能让你获得绝佳的舒适感与完美表现。

斯科特独门素食
天堂墨西哥牛油果沙拉酱

牛油果含有丰富的不饱和脂肪,健康营养,墨西哥绿辣椒则有稍微呛辣的快感(如果不想吃太辣,先把籽刮掉再切成细末,用半根就够了)。这两种食物都是天上掉下来的礼物,搭配在一起,堪称人类最伟大的发明。这是我最喜欢的美食之一。我根本无法想象,如果哪次晚餐(不只是墨西哥式晚餐),少了牛油果沙拉酱,会多扫兴。只要尝一小匙,你就会不住点头。还可以涂在小点心上,如温热的玉米卷饼。

原料:
成熟的牛油果 2颗
小颗青柠,榨汁 2颗
中等大小的西红柿,切丁 1颗
蒜瓣,切成细末 1颗
墨西哥绿辣椒,留籽,切成细末 1根
香菜叶,切成细末 10根
海盐 1茶匙

牛油果对半剖开,挖出果肉放入搅拌碗中,挤些青柠汁,再加入其余食材。用土豆捣碎器或汤匙压碎拌匀成泥状。室温放置10~20分钟后即可食用。这些材料能做出 $2\frac{1}{2}$ 杯左右,够吃6~8次。

16

谁是主宰者?

2006 年,西部 100 英里赛陪跑

> 付出多少,就获得多少回报。
>
> ——马可·戴维斯(美国田径选手)

我想,这世上大概没有人比我更想赢了。不过,超马赛让我体会到,抵达终点线仅仅是个结果——我虽用尽了每条肌腱的力气,一心只想拿下冠军,但是,比头衔更重要的是付出努力的过程。我是否做了充足的准备?是否专注?是否关注自己的身体状况,是否吃得健康?训练方式是否得宜?是否要求自己越过重重障碍,跑得更远、更快?这些是我选手生涯中时时刻刻都在思考的问题,我相信对每个追求梦想的人来说,也是个自我评估的方向——无论你想得到的是职场上的升迁,还是心上人的青睐,或是想刷新 5 公里路跑的最佳个人纪录。但无论你是否达成梦想,这些都只是生命中的小小点缀,追寻目标的过程,才真正成就你一生。

超马赛更是直截了当地告诉了我们这个道理。直到我参加 2006 年的西部 100 英里赛，才亲身体验这种教训，而那次我甚至没有真正上场。

超马赛是心智的试练

西部赛前一个月，有个超马好伙伴邀请我担任他的陪跑员。

我和布莱恩·莫里森认识有一年了。2006 年初春，我出发去墨西哥前，我们一起练跑。他 27 岁，在西雅图运动用品公司担任经理。我们搭乘公交车去绿湖，在 3 英里的环道上进行节奏跑训练，跑步时达到最大心率的 85%，每次跑 50~60 分钟。我们在美洲狮山脉的森林小径上跑，我也带着他跑十二峰，还有我新规划的响尾蛇湖到美洲狮山的 40 英里路线。他问起西部赛的峡谷与高温，问起该如何对付山坡路。他一项一项地问，我也毫不保留地回答。我并不担心公开秘诀，毕竟，打败别人或别人打败我，并不是靠什么深奥的知识。虽然利用技巧和策略的确能占上风，但最重要的还是心志。布莱恩的心志非常坚定，他动机强，目标明确。我在他身上，常常看到自己的影子。

站在起跑线但没参赛的感觉很不一样，没有一贯的吼叫和斗志昂扬的冲刺。为了让自己处于兴奋状态，也因为这项比赛十分重要，我决定志愿在现场发号码牌。我一路追踪比赛进度，在补给站碰见过去 7 年协助过我的义工，感觉很奇妙的，也很愉快。"愉快"这词可能稍显不足，但和过去我在比赛中经历的大起大落，以及突破的极限相比，这个词恰好符合我的心境。布莱恩让我心情更愉快。赛前我就告诉他，他有夺冠的实力。比赛前 55 英里，我逐段记录他的状况（陪跑员在 62 英里处才能下场助跑），而他也没有辜负我对他的期望。他速度稳健，跑在第五名，看起来神清气爽、神态自若。到了 55 英里时，情况有点不妙,这里是布莱恩困境的开始。这时气温飙升至41℃,典型的西部赛高温,可以确定的是,高温绝对影响了他的表现。他脚步慢了下来,我也做好心理准备,跟他会面后我们可有重要任务了:找回速度。那天我凌晨3点就起床了,那时我也有点怀疑自己的力量够不够协助他。我知道,若是自己参赛,我要为自己负责,但要负责他人的成败,却让我体验到不曾经历过的惶恐。在踏出脚步前,我得先战胜自己的心魔。

为了战胜心魔,我拿出那次2001年比赛中我脚踝韧带受伤时的策略:简单的4个步骤。第一,不要否认自己正在担心。第二,评估所有的可能性:我接下来要做的,是要陪布莱恩进行一场相当于38英里的训练跑,而他已经跑了大半天了,看来对我似乎不是什么难事。第三,我想遍了所有可以挽救现状的方法。不难,只要好好助跑就行。第四,也是最后一步,把所有负面想法抛开,专心面对眼前的路。任何坏念头都无助于现实,只要领悟到这里,最后一步就不难达成了。

我和布莱恩会合,大会播报员用扩音器高声呼喊:"斯科特·尤雷克开始助跑了!"我来这里只是单纯助跑,但当我的名字在空气中回荡时,肾上腺素便大举侵入我的血液。好戏就要开始登场了。

62英里处,布莱恩跃居第四名。我告诉他,估计等我们涉过洛基乔基河(还有16英里)时,就已经超过前方所有选手了。我告诉他,到时候我们一定已经遥遥领先,而且会一路领先到最后。

他的光速按钮启动了,变身成另一个人。他没有说话,因为必须保留体力。我负责说话,我变成了达斯汀,变成布莱恩的第二个大脑,一步步引导他,在合适的时机要求他做相应合适的事情。短短12英里内,我们就超越了前面所有选手。我俩涉水渡河的时候,他激动到忘情大叫,尽管我们的体温已经快烧到沸腾了,他仍能产生超人的神力。

我做了我该做的事，尽力激发出他能力范围内的最大体能。我叫他躺在溪水中，替他泼水降温。在路上我们看到一处水洼就躺了下去，刚躺下就意识道背下压着半坨马粪，不过我们都没有挪动身子，因为我们都快烧焦冒烟了。每到一处补给站我就叫他喝水，我确保他的摄水量足够，但又不太多。到了78英里处，我们回头往后望去，一个人影都没有，不是我们害怕有人跟在身后，而是当你领先时，总是希望对后面的那个人说："要赢我？想都别想！"

我对布莱恩说："开始冲吧！只要保持8分钟1英里的速度，偶尔冲到7分半1英里，你就能赢了。"

抵达49号公路时，比赛到了93英里处，我跟布莱恩团队的队长兼他的未婚妻安洁雅说，现在可以让其他人接手陪跑了。我光注意布莱恩补给是否正常，却刚发现自己吃的喝的都不够。我的胃在翻搅，又出现了脱水状况，还头昏眼花，再这样下去可能会拖累他。安洁雅问我能不能陪他多跑3英里，跑到诺汉兹大桥，那里距离终点只剩3英里，那时就很有胜利的把握了，他希望我到那里再休息。

我继续埋头跑步，又跑了3英里，忍受着令人窒息的灰尘和高温。布莱恩说跑下坡路脚很疼，我安慰他这是暂时的，撑一下就过了，其他就没多说什么，因为没有必要。距终点仅剩下3英里，我已尽力督促他跑出了应有的表现，另一位陪跑员杰森就位，我告诉布莱恩别担心，他稳操胜券。我们约好在罗比峰会面，那儿距离终点只有1英里。我说我会跟着他，迎接他的西部100英里赛冠军。

布莱恩和陪跑的杰森在泥泞路中爬了2英里，我搭了车，与他们在奥本市相会。布莱恩应该很久没看到柏油路面、一行行排列的车子和一幢幢坐落的房屋了。大家在院子里等待冠军出炉。他看起来身体状况还不错。我觉得这场赛事胜负已定,现在他只要沿着城市街道慢慢跑到终点就行了。不过他一开口说话,我就知道他不是很有信心。"他们离我多远?"他神色紧张,一直转头向后看。我心里偷笑,要他放松,不用担心。此时我们正跑在平缓的上坡路段,怎知他狂踩油门,仍保持8分钟1英里的速度。我叫他别跑这么快,但如果他想要保持这种高速到终点,会很酷的。

"他们离我多远?"布莱恩又问,"离多远?"

我自己到比赛后段也会出现些轻微的幻觉,但我现在努力不要被他的幻觉打乱脚步,也要努力确保布莱恩没有被自己的幻觉打败。

此时我的摄影师好友路易·艾斯克博和杰森等人都陪着我们跑,一行人抵达最后一段下坡路,听见人群的喧闹声,也看到了前方的灯火辉煌。布莱恩兴奋地高喊:"在哪?在哪?"西部100英里赛终点设在普莱瑟维尔高中的操场跑道上,我们热情地回答他:"就在前面!你成功了!你成功了!"

此时已是晚间10点,我们穿过街角围篱的一处小开口,走进跑道上。观众疯狂地喝彩,路易、杰森和我叫得最激动最大声:"你成功了!布莱恩!你是西部赛冠军!"

在跑道上走了几步,我们突然鸦雀无声。离终点274米处,布莱恩整个人瘫倒在地。

我问布莱恩:"怎么了?"

他说:"我爬不起来了。"

最后一段下坡路我发现他身体摇摇晃晃,但我比赛时也曾步履蹒跚。超马赛是严酷的考验。

"布莱恩,你要爬起来,你一定要爬起来!"

我和杰森把他拉起来，但他连走都走不动。我急了："你一定要继续走啊。"此时我达斯汀上身，但似乎没什么用。

或许刚刚我们应该让他继续趴在跑道上才对。他根本无法靠自己的力量站立，还叽里呱啦说了一堆听不懂的话。

事后我回想起来，发觉自己犯的错实在很愚蠢。我和杰森不假思索，马上把布莱恩的手臂搭在我们的肩膀上，搀扶着他走向终点线。我们没有直接走向医疗站，而是凭直觉带他绕行整圈跑道。那时我正处于紧急状态：必须照顾身体亮红灯的伙伴，但同时我也是陪跑员和跑者。我希望布莱恩能获得他应得的冠军头衔，也希望能帮他越过终点线，所以我这样做了。

我们扶着他到终点线，医疗团队立刻接手。有位医生问布莱恩知不知道谁赢了比赛，他回答：斯科特·尤雷。

"不是啦，"医生微笑说，"是你！你赢了！"

当他被抬上救护车的时候，我站在他身旁，他看到我便说："斯科特，我做到了！我是西部赛冠军！"

为大脑设定速度

我在终点线徘徊，像以往一样迎接陆续完赛的选手，他们看到我也很开心。不过，观众和比赛委员的讨论也渐渐飘进我耳中。他们说，布莱恩可能会被取消冠军，他们说是因为我扶了他。最后，有个委员跑来告诉我，布莱恩不是冠军，他接受别人的帮助属违规举动，会被判成绩无效。

我说，委员会不应该做出这样的处分。对选手来说，被判成绩无效是个污点,况且若有人必须受到惩罚,那也应该是我。我说,如果大会不颁冠军奖座给布莱恩,至少他们也该给他 DNF(未完赛)。

结果,还是来了个 DQ(失去比赛资格)的判决。我认为委员们只是为了顾及自己的颜面,想强调比赛制度有多威严。第二天我走进奥本市的医院,走进布莱恩的病房,还没有任何大会委员来探望过。他先开了口。

"嗨,斯科特!我想我来不及参加颁奖典礼了,我希望你能代我领奖。"

我开门见山,一五一十说了。我告诉他我整晚都待在跑道上向大会据理力争,批评他们反应过度,他应该拿到 DNF,而不是 DQ。他们后来宣布冠军是落后他 12 分钟的葛兰姆·古柏。我还说,我真的非常抱歉,很希望能改变委员的决定,也真的很抱歉,当初应该直接扶他穿过操场走到医疗站才对。我知道他付出的努力,他距离冠军只差一步,我也能略微体会那种遗憾的感觉(我刚刚以寸步之差输给阿努尔佛),但是跟他比起来,我还沾不上边,我简直无法想象他的痛有多深。说出这番话前我挣扎了很久,但还是硬着头皮告诉他了。

回到西雅图之后,我看到网络上讨论得热火朝天。有些评论根本是鬼扯。有人说我把布莱恩逼得太紧了,自诩"教练"对他颐指气使。有人说我没让他喝够水,有人说我叫他喝了太多水。有人说这是一桩阴谋,因为我不想让其他人抢掉我头上的光环。

这一年的西部 100 英里赛,我得到了一个未曾想到的教训:不管你做了什么,总会有人攻击你。从禅修中我悟到,那些口出恶言的人,跟那些错把你当成神的人,该自我检讨。别人怎样看待你并不重要,你必须忠于自己。

现在仍有人问我布莱恩究竟发生了什么事。简单回答：我真的不知道。长一点的答案：原因应该有很多。我不认为是由疾病导致的，至少以传统的观念来看并非如此。我觉得布莱恩之所以如此，是因为大脑看见了终点线，然后告诉身体："嘿，老兄，你办到了！你成功了！现在可以安心休息了。"然后身体就真的休息了。虽然我们的双腿可以健壮无比，肺部、手臂、肌肉都能表现出色，但最重要的还是我们的心志。

西部赛的驻站医疗团队列举了几项原因，解释布莱恩最后一刻为何没法突破终点线。他们认为布莱恩精神恍惚、肢体不协调是低血钠症的关系，他那时可能已经脱水，心脏恐怕也有毛病，而最后击垮他的则是肌肉疲劳。到操场之前那几英里，他用力过度，腿部肌肉已经无力支撑。从医学角度来看，他是否意识到终点线已接近了，根本不重要。现在人们普遍认为，人体的极限，可经由某些体能检测标准来衡量，例如最大摄氧量和乳酸阈值。效能能决定发挥多少体能，以及伸展肌肉骨骼的弹性。在超马赛中，运动员的水分与营养摄取也很关键。综合以上种种，布莱恩的身体确实达到了极限，这些都有可能是造成他跑不到终点的因素。

科学是客观的测量与论述，而它对于任何无法测量的事物可能怀有先天的偏见，这点不难理解。只要站上跑步机，就可以测出一个人的最大摄氧量和血糖。可是，意志却是无法测量的。在《跑步的学问》一书中，提姆·诺克斯博士提出一项人体如何适应运动强度的理论。他认为大脑会先评估即将进行的运动，再决定如何分派工作。就跑步来说，大脑会先定位终点线的位置，再跟过去的跑步训练经验比对，最后定下一个身体可以承受、不会导致受伤的适当速度（除非发生意外）。

如果身体无法承受,脑部便会发出疲劳与伤痛的讯息,要你放慢脚步。一旦你了解了这个理论,就可以自己重新设定大脑,设定更快的速度。诺克斯博士教导我们,身体有时会按照我们距离终点线的远近,发出错误的负面警示,而这种假的负面信息不能相信。

这个理论尽管备受争议,却和我的运动经验相符。若综合考虑我的体型与马拉松最佳成绩等因素,我最后跑出来的成绩,永远比自己预估的好。我常说,超马赛是心智的试炼,因此,我不认为布莱恩的事情是个意外,比较合理的解释是,整场比赛布莱恩一直处在生理极度高压下,但当大脑看见终点线后,就认为比赛已经完成了,于是立刻拔掉战斗力插头。和全程相比,区区一圈高中操场跑道微不足道,不过只要大脑发出休息的指令,就怎样都跑不完了。船长若决定跳船,你也只能随着跳海。

布莱恩在最后关头壮烈倒下,过程极为戏剧化,从医学角度剖析,也相当引人深思。他的故事也有另一层深刻寓意,我在此分享给每个努力追寻梦想,最后梦想却从指间溜走的你们:布莱恩如何跑完赛程并不重要,这也不是他人生跑道的终点。离终点仅仅274米的布莱恩,为西部100英里赛的历史抹上了一道非凡的色彩,而这只是他人生的一小段经历。

布莱恩付出全力参与了这次比赛,是不折不扣的冠军。那一年,对我,对许多人来说,登上冠军宝座的,就是布莱恩。

跑步姿势

要想跑得远、跑得快、跑得有效率，正确的姿势绝对是关键。肩膀向后伸，手臂弯曲约 45 度，自然摆动，如此胸腔便能扩张，呼吸更加顺畅。

整体身体往前倾。想象你从头到脚是一根直棍，这根棍子稍微前倾，和地面有个接近直角的倾斜度。骨盆保持平衡。如果能这样跑步，便表示你能运用重力了。切记，跑步是处于控制之下的降落运动。

斯科特独门素食
印加藜麦粥

古印加人将藜麦（严格说来，是白藜或藜类植物的种子）称为"谷物之母"，人类很早便种植藜麦当作食物。藜麦的味道浓厚，有大自然的泥土气味，而跟其他谷类不同的是，它含有 9 种必需氨基酸，因此特别适合做料理。藜麦粥就是其一，做法不复杂，营养充沛又美味。品尝藜麦也开启了我的历史之旅，让我了解到更多古老的作物和文化。

建议可在前一晚先煮好，第二天早上长跑前热一下就可以吃。藜麦粥中碳水化合物、蛋白质、脂肪应有尽有，如果想增添点香甜，也可以加些水果或肉桂粉。可将香草精换成杏仁香精或榛果香精。

原料：

干藜麦，浸泡后沥干　1 杯

水　2 杯

杏仁奶（或其他乳类替代品）　1 杯

梨，挖除果核，分四等份，切片　1 个

或香蕉，切片　1 条

干燥的椰丝　1/4 杯

Udo 博士 Omega 3.6.9 精选配方油　3 汤匙

海盐（或淡色味噌）　1/2 茶匙

香草精　1/2 茶匙

肉桂粉　$1\frac{1}{2}$ 茶匙

配料：葡萄干、苹果切片、鼠尾草籽或你喜爱的坚果

把藜麦与水放入深平底锅中，水开后，转成小火，炖煮 15~20 分钟，等

到水收干，藜麦也煮熟成半透明状。用叉子将藜麦翻松，冷却 5 分钟。

把煮熟的藜麦和其他食材倒入果汁机或料理机中，搅拌 1~2 分钟，变得均匀滑顺即可。

可在前一天晚上将藜麦粥煮好放入冰箱冷藏，第二天早上出门练跑前就能立即享用。若想吃温热的粥，可以将它倒入小锅中，用最小火加热 5 分钟（加热后，你可以选择要不要倒入 Udo 博士 Omega 3.6.9 配方油搅拌）。最后再放点葡萄干、苹果、鼠尾草籽或各种坚果，这道简单美味的料理就可以上桌了。这些材料可以做出 4 份粥。

17

被沃萨奇飞羚追杀
2007 年 7 月，硬石 100 英里耐力赛

> 生活让我们遍体鳞伤，但到后来，那些受伤的地方会变得更坚强。
>
> ——海明威（美国作家）

"不要去想你那只受伤的脚踝！"

达斯汀又对我大吼了。等到我们白发苍苍的那一天，他还会对着我暴吼吗？

"呆瓜杰！不要想你的脚踝！往上爬！"

我没有应声。我正从玻璃表面般光滑的雪地往下滑，沿路拼命挣扎着想用剩下的三只好手好脚止住下滑的力道。我们刚刚遭遇了一场倾盆大雨，从科罗拉多落基山脉中被称为奥斯卡隘口的地方爬了一段 1 341 米长的险峻上坡道。路面上结一层薄冰。我们关掉了灯，好让后面那位一路追赶我到 70 英里的比赛纪录保持者无法估算我们之间的距离。现在已经是深夜两点，除了每隔几分钟就来拜访的闪电照亮前方

之外，其他时间内周围伸手不见五指。达斯汀站在山头往下看，大声嘶吼（不用想也知道），我则小心翼翼地爬行，一个不小心又往下滑，再爬一小段，拖着我受伤的脚踝，希望它不要已经断掉了。

镜头拉回 40 英里处，在一个寒风刺骨的小山谷中，达斯汀嘲弄了一位 40 多岁的高山超马选手卡尔·梅尔哲。

"你快要被一个脚踝肿得跟葡萄柚一样的人打败了。"达斯汀嗤笑道。

梅尔哲嘴角上扬，冷笑一声。他曾六次获得沃萨奇 100 英里赛冠军，人称"沃萨奇飞羚"。他也曾四次赢得这场我们正在跑的硬石 100 英里耐力赛，事实上，他正是这项赛事的纪录保持者。另一个了不起的头衔是"硬石超马王"。

"真正的比赛要从特柳赖德镇才算开始。"梅尔哲说。而我和达斯汀刚要开始攀爬一座雪原，之后才能进入特柳赖德镇。我转过头往后看。

"往上爬！快爬啊！只有雪而已。你是诺迪克滑雪好手，没问题的啦，以前踩过更深的雪啊！"

我却没什么信心。2000 年参加这场硬石赛时，我只跑了 42 英里就弃赛了。我归咎于自己才刚刚花太多力气夺下我的第二场西部 100 英里赛冠军，也归咎于这里的高海拔，还归咎于两个典型的明尼苏达州人的天真烂漫。比赛前一天，达斯汀开车到丹佛国际机场接我，然后我们开了 8 个小时，风尘仆仆前往锡尔弗顿镇，达斯汀开车，我呈八字形趴在后座那堆放满了建材工具的塑料桶上。抵达时已经是晚间 6 点，我们吃了点东西，勉强睡了一觉，清晨 6 点就踏上起跑线。

等到我七度夺下西部赛冠军后，我痛下决心，只要能适应气候地势，做足准备，我一定要征服硬石赛。2007 年 6 月，硬石赛前一个月，我再次踏上科罗拉多州夕佛敦镇的土地。

比赛前两晚，我却扭伤了脚踝。

保持身体健康要诀：吃得简单，不吃加工食品

赛前我花了一段时间在科罗拉多州的莫拉斯湖露营，此地海拔3 353米，除了感觉空气稀薄，我仿佛真的能感到骨髓正在卖力制造更多高携氧量的红细胞。清晨，我和几位附近居民与跑者坐在街道旁一家叫"雪崩咖啡馆"的小店里打发时间。为了省钱，我自己准备了早餐，冲了玛黛茶。中午前，我先去山区探勘硬石赛的路线。我的导游兼同伴是22岁的杰出新秀凯尔·史卡格斯，他在夏天担任"高山研究中心"的研究助理，这是个非营利机构，专门调查高海拔地区的生态与气候。

凯尔有个哥哥叫艾瑞克，两兄弟将在未来变成超马界家喻户晓的兄弟档，在某些地方更会成为万人追捧的偶像。两人体型精瘦，轮廓深邃，浑身散发着压抑不住的豪气。在跑步论坛上，这两兄弟拥有"青春战士"和"野地赛跑界的乔纳斯兄弟"的称号。他们的出现，引发了女性对跑步运动的狂热（凯尔在俄勒冈州罗格谷运动用品店工作，他最有名的事迹便是吸引了大批女性顾客上门，要求他帮她们分析步伐姿态，却从不掏钱买鞋）。他们从小在新墨西哥州的乡间长大，对山川与自然环境有强烈的归属感，对跑步也斗志高昂，冲劲十足，即使是赛场老兵也会对他们肃然起敬。

凯尔这一年不参赛，但他对山路相当熟悉，也熟知比赛战略。我们一起勘探比较棘手的路段，攀爬数不清的之字形山路，在山脊间冲刺，横渡砾石滩，滑过几座雪原，其中包括50度角的陡坡——万一失足，恐怕凶多吉少。

虽然硬石赛的路线与我曾见识过的没什么两样，但它的惊险之处也让人惊艳，到处都是我未曾体验过的优美风光。硬石赛的沿途景色不只最严峻，也最为雄伟壮丽。视线所及之处竟然是碧绿的湖水、紫色的梦幻草和深红的彩杯花。这段路程中聚集了深绿色的苔原、银白色的雪原和铜金色的石堆，美景片片相连，直到天边。这里也深藏了幽静的峡谷和云雾缭绕的山峰。

晚上我们经常与凯尔在高山研究中心的同事伊提亚兹在一起，他30来岁，是个印度人。我们在研究中心的厨房煮食物，互相分享私房料理。凯尔端上蘑菇烤饼，伊提亚兹做咖喱茄子、印度香米饭拌印式豆菜。我们在西红柿和西葫芦中加入姜、孜然粉和芥末籽拌炒，厨房弥漫的香气令人胃口大开。我们热烈讨论着印度料理中各种香料之间的细微差别，以及阿育吠陀疗法的优点。

多年的素食经验让我深信保持身体健康的要诀就是吃得简单，并避免吃加工食品。我在医院实习时看到老先生那难以下咽的餐点之后，便试着尽量用自然的疗法医治病痛损伤。食物就是我开出的处方。我甚至避免使用消炎药，如止痛消炎剂布洛芬，而其他长跑选手却会一次吞下一大把。我认为消炎剂会蒙蔽知觉，可能伤害已经非常严重，我却被蒙在鼓里。跑者吞食太多布洛芬导致肾功能异常的案例也时有所闻。服用这类消炎药剂是典型的治标不治本、贪图快速有效的解决方法，是西方药物常让人诟病的地方。

比赛前一周我已经训练了将近一个月，找回了简单生活，也品尝了新奇多样的蔬食。我已经可以征服将近4 000米的高峰，再加上30英里长路也是小菜一碟，即使只用吸管来呼吸，也能吸进足够的氧。

就连才 22 岁、已经经历两个月高山生活洗礼的凯尔也感到不可思议，因为我每个星期的登山成绩都有进步。高海拔算什么？我准备好了。

我必须准备妥当。硬石赛路径包括 11 座登山隘口，其中有 6 座海拔超过 4 000 米，还得登上 4 300 米的高峰。跑上跑下累积的落差更达到 20 000 米。套句主办单位爱说的话，从海平面攻上圣母峰再回到海平面的落差也没这么大。

就在比赛前两晚，我参加了"青年学子反毒品项目"的足球赛，比赛在草地上举行，邻近锡尔弗顿镇上有百年历史的墓园，就在我想从一个 7 岁孩子的脚边夺走球时，脚踝韧带拉伤了。

我采取顺势疗法，姜黄豆浆一杯杯下肚，肿得像球一样的脚踝伸直抬高冰敷好几个小时，用天然止痛药山金车、菠萝蛋白酶消炎，但显然没什么用。疼痛如电鳗发出的强力电流，击毙了我的神经，看来我没办法跑步了。伊提亚兹看我跛着脚走进研究中心的厨房，好心替我处理伤势。他把黑胡椒磨碎，掺入姜黄、面粉、水，和成一贴厚重的药膏，抹在毛巾上，包裹我的脚踝。

那天晚上我拖着脚走进帐篷，达斯汀看到了那条药膏敷布。

"呆瓜杰，我想你这次该吃点维生素 I（布洛芬）了吧！"他说。

硬石赛：名副其实的超马赛中的超马赛

攀爬那片雪原时，我已经拖着受伤的脚踝跑过了 79 英里，但最煎熬的路段还没到——那是一条号称"艰难险阻"的赛道，刚受伤的脚绝不可能承受这条路上的艰难，如果能找到动物采出来的小径还算幸运，有时候连动物小径都没有，只能靠记号导航指引。19 个半小时前，在锡尔弗顿高中体育馆内，我重新敷了一层伊提亚兹自制药膏，再用 Pro-Tec 护踝套包住脚踝，然后又层层环绕足足 5 厘米厚胶带。我最后一眼看到的脚踝闪烁着雷电紫光，即使已经治疗两天了，还是很疼，肿到连踝骨在哪都看不见。

失败最好的借口，就是"我受伤了"。这个理由如此正当，不过我完全不用。即使我的脚踝没伤，我也必须怀着戒慎恐惧之心来跑这场比赛。只要知道圣胡安山地威名的人，都会跟我一样小心谨慎。三度硬石赛事老手乔·查克 1998 年比赛结束后，就因为脑动脉瘤破裂出血去世，而伤兵名单也在不断积累。硬石选手都知道这场比赛无情，却还是毅然决然地投入。有些选手因拼命跑步，血液从毛细血管渗出到肌肉，他们的手掌肿成了手套大小，脚掌肿成了小丑鞋。

选手们还是坚持跑下去，有些硬石赛老将见到这景象甚至还会心一笑。肺水肿是选手死亡的重要原因之一，一旦肺部血液过多而溢出血管，再渗入肺泡，便可能引起心脏衰竭。有些选手肺部积水，跑步大口喘气时，自己都可以听见胸腔里嘶嘶的水声，却坚持撑到比赛结束，之后直接从莫拉斯隘口的终点线送往杜兰戈医院。许多选手对肠胃翻搅的感觉也不陌生，呕吐是常见的现象。至于幻觉的出现，就更稀松平常了。在他们的眼里，巨石变成了斯巴鲁汽车，树木化身为开口大笑的虫，树墩化身为被劈成两半的驼鹿头。越落后的选手越容易受到幻觉的袭扰，大概是因为他们睡眠不足的情况最严重。硬石赛赛程限时 48 小时，那些拖到比赛快结束还没完赛的跑者，甚至会幻想有幽灵选手与他一起同步前进，有喧闹鬼沿路讲笑话逗他开心。

1992 年首届硬石赛有 48 位选手参赛，只有 18 人抵达终点。那时选手必须沿路披荆斩棘，砍断赛道上的树枝为自己开路。当年的冠军跑回终点线后，还敲敲露营拖车的门，告知大会委员他跑完了。

如今，比赛沿路设立了补给站，但数量仍比其他同类比赛少了许多。硬石赛好手提及其他比赛时，或多或少会带着轻蔑的态度。例如比较有名的莱德维尔100英里超马赛，大批选手参加这场比赛，赞助商也洋洋洒洒一堆，但它和硬石赛比起来，"只是跑过小山丘而已嘛！"西部100英里赛也一样，各地选手慕名而来，还有一堆加州人自吹自擂说那是超马赛中的超马赛，但跟硬石赛相比，简直是小巫见大巫。

以下是硬石赛的特点：至少一整晚不能睡觉；不出意外的话，得涉过水深及腰的河道两次；翻越绵延到天边的崇山峻岭；沿路靠绳索前进；在雪原、冻土、石头上开路；走到无法下脚的地方，自己想办法一步步跳过去，真是名副其实的越野"跳"战赛——而且往往一脚踩下去，脚下的碎石整个坍塌。

只要拥有坚决意志，性别也不是界限了

你可能会想，如此艰险的比赛，应该会使选手更加注重健康饮食。可事实却恰恰相反。典型的硬石赛老将什么都爱吃，多数是看到东西就随手塞进嘴巴的饕客。特别在90年代，这些前辈早餐时会吃下一块块甜甜圈、一条接一条的培根、腊肠，午餐和晚餐则是意式辣味香肠比萨和油腻的芝士汉堡。早期硬石赛选手的食物，可能比穷困潦倒的人吃的还没营养。1996年硬石赛冠军、传奇高山超马选手瑞克·特鲁希略住在科罗拉多州乌雷市，就在起跑点锡尔弗顿镇山的另一头。他的饮食内容只有两样：激浪和奥利奥饼干（这糟糕的饮食结构一直维持到2007年——59岁时他因胸痛被送往医院急救，如今他终于愿意多吃一点沙拉了）。

大约只有半数参赛者能够完赛。如果选手没在规定时间内抵达各个补给站（48小时内），就会收到出局通知。那些选手都已辛苦撑过60、70、80英里，结果却惨遭"时间到，关门！"通知，总会苦苦哀求继续比赛（有些还会爆粗口威胁补给站的工作人员），但即使工作人员深表同情，也得狠下心来执行命令。大会手册上是这么说的："你们都是身经百战的选手……请勿与工作人员争执关门时间！"

大会手册上将硬石赛定义为"很危险"的比赛，里面刊载了让人眼花缭乱的数据、详细到细枝末节的路线介绍、让人寒毛直竖的恐怖故事，以及虽只是轻描淡写却也够让人打退堂鼓的各种状况。

例如，你在半途遇见暴风雨，犹豫要不要登上山头。手册里是这样建议的："你不妨暂时在山谷里躲2~4小时，如果雨停了，你就有希望完成赛事，但如果被雷打到，就表示你的跑步生涯当即结束。"

至于"小问题"部分，手册中提醒团队成员："在比赛后段，你可能会目睹你的选手出现低血糖、脱水、筋疲力尽、头晕呕吐的状况。"

另外，"除了在小径上跑步，也得攀岩，山坡不算太陡，但要用到双手的肌力；也要涉水渡过冰冷河流；还得与霜雪搏斗，积雪在夜间与清晨会如石头般坚硬光滑，到正午时，融雪会堆积至膝盖或高于膝盖处。请留意悬崖，不慎跌倒可能会坠落100米；请使用固定在岩壁上的绳索；记得遵照地图指示，沿路前进。"（义工每年都会沿路插好塑料旗，不过土拨鼠会啃食旗子，现在已经改用反光金属板。）

我努力穿越雪地和达斯汀会合后，和他一起站在奥斯卡隘口。我们刚爬完1 300米高。如果我对比赛认识不足，可能马上会有种刚逃过闪电、腿吓得半软但终于得到解脱的感觉，但我深知这绝不是放松的时候。我跟随达斯汀跑下山，朝一个叫查普曼谷的地狱般的冰隙前进。我跳过一段段巨石散落的之字形弯道。达斯汀后来说，我是用护踝套垫着伤脚，小心翼翼地前进着，其实我当时没有注意到自己的行动，大概是我的神经突触已经因为接收到超负荷的"好疼好疼好疼"信号而烧坏了吧。那段路，即使正常人用两条健全的双腿也无法承受得住。

这种乱石遍地、陡峭无比的下坡路，我以前也曾经攻克过。我万万没有料到的是在坡底见到的景象：一段堪称整个赛道最艰巨上坡路的起点，充斥着彻底永恒的绝望，一眼望去只有挡路的巨石、满地碎石和松动的小石头，一路延伸到格兰特沼泽隘口。

1998年，两届冠军选手戴维·霍顿爬到这段路时，跑在高处的选手踩松了一颗哈密瓜大小的石头，击中了他的右手。"不久后，"他回忆那场赛事的时候说，"我看到手套上渗出了红色的血。"抵达终点后（当然要跑完），他才得知是复杂性骨折。

霍顿这样的经历虽然恐怖，历史上却不止一桩。硬石赛不愧是真正最困难的赛事，吸引到的选手大多也是顶级的硬汉。

1997年，劳拉·沃恩首次参加硬石赛便创下女子组纪录（她这辈子只参加过一次），她同时也是第一位连续10年在沃萨奇100公里比赛中完赛的选手，更是第一位在24小时内跑完全程的女子。以上可证，她的速度真的很快。不过她有多厉害呢？1996年她生产9周后，就参加了沃萨奇100英里赛，沿途还在补给站给宝宝喂奶，因此获得了"劳拉奶妈"的封号。可见她是不折不扣的硬石好手。

怎么样，她够厉害吧？

卡罗琳·艾德曼1997年第一次参加硬石赛，以48岁的高龄应战。

跑了85英里后，主办单位告诉她已超时，成绩失效。

第二年她有意卷土重来。比赛前4周她先参加了一场50英里的暖身赛，才跑了3英里就不小心跌倒，左膝出血了，也有点疼，但她觉得应该不碍事。跑完后，她看到她的白森森的膝盖骨外露。医生诊断后说她很幸运，不用截肢。她在医院待了一个星期，注射了静脉抗生素，期间动了两次手术。

1999年她又参加了比赛，在92英里处，时间到了，淘汰。2000年，她第四次参赛，也是最后一次，在77英里处出局。

怎样，她也够厉害吧？

柯克·艾普特首次参赛，跑到67英里处便开始呕吐，3小时后仍吐个不停。第二次参赛的时候，他的股四头肌在75英里处出现痉挛，最后1/4的路程他一路跛行。2000年，我弃赛的那年，他拿了冠军。到2007年，他已经跑了16次比赛，一直到现在，参赛次数还在累积。

硬石赛障碍重重，石头比雪更可怕，爬坡比被剥皮还痛苦

我才跑了22小时，但我觉得这22小时好像比一辈子还难熬。梅尔哲不是早就说了吗："真正的比赛从特柳赖德镇才算开始。"我像狼一样穿梭在石块中，用意志力命令我那只健康的脚继续战斗。每踏出一步，实际上只移动了半步，松动的碎石粒不断在脚下滑动。我用尽全力攀爬，却没什么进展。梅尔哲在哪里？他关掉头灯了吗？如果他心肠不硬的话，不可能连赢4次。

那么我够格吗？有时候，去做就对了！

我们还是爬过了这一段路。登顶后，我们从另一边往下跑。脚踝不再疼痛，因为现在已经完全没了知觉。清晨 4 点钟，爬过另一座山丘后再往下跑，平地出现在眼前。夜色很深，但慢慢有了一点灰白，天边透出一丝亮光，让人振奋的晨曦终于出现了。有些人疑惑，经过这么久的比赛，浑身只有疲劳、焦躁，真的还有闲情逸致欣赏美景吗？对我来说，当我跑在最后一段折腾人的下坡路，看见此种绝地美景，不单单想欣赏，内心甚至满心欢喜地想尽情打滚。我们听见流水声，知道这意味着什么：离锡尔弗顿镇的终点线只剩 2 英里了。

"我们赶快解决这坏小子，"达斯汀说，"我需要大睡特睡！"

上午 8 点 8 分，经过 26 小时 8 分钟的奋战，我们跑过了终点线，把梅尔哲的纪录缩短了 31 分钟。我坐下来，解开脚踝处层层的安全防护，脚踝仍旧又黑又紫，还肿成了两倍大。除了去锡尔弗顿高中用洗手间、洗澡、吃点东西、稍微眯一下眼休息，我在接下来的 21 小时 52 分钟 29 秒始终待在终点线的泥地上。我想迎接其他 96 位选手，尤其是与我处在同一水平的高手伙伴、超马界的女中豪杰克莉丝·莫亥尔。她是第三位抵达终点的选手，刷新了女子组纪录，而且只比梅尔哲晚 25 分钟。在超马赛中，面对高山险阻，只要意志坚定，性别也不是界限了。

斯科特独门素食
草莓蔬果昔

应对疼痛、肿胀,我以前就从不使用布洛芬这种消炎药物,总是尝试用天然的药材来消炎。2007年硬石赛的前夕我扭伤脚踝,研制出有效的消炎食疗法就更有必要了。

这杯蔬果昔融合了许多抗炎成分,例如菠萝蛋白酶、生姜、姜黄与Udo博士Omega 3.6.9精选配方油。一杯喝下去,可以补充整天练习后消耗的体力、缓和肌肉酸痛,长途练跑前吃完正餐也很可以来一杯。水果天然的香甜味非常浓醇,味道就像水果软糖一样,也富含有益健康的脂肪、碳水化合物和蛋白质。

味噌能补充汗液带走的盐分及电解质。在日本人的眼中,味噌能延续并提升战斗力。毛豆则供给有机蛋白质。你可以在天然食品专卖店的生鲜蔬菜区找到新鲜的姜黄根。马力够强的榨汁机才能搅碎姜黄根,如果没有,可以改用干燥的姜黄粉和生姜粉。

原料:

水 2杯

香蕉 1根

冷冻或新鲜的草莓 1杯

冷冻芒果 1/2杯

冷冻菠萝 1/2杯

冷冻剥皮毛豆 1/2杯

干燥的椰丝 1/4杯

Udo博士Omega 3.6.9精选配方油 3大匙

素食蛋白粉（糙米、豆子等） 1 汤匙

味噌 $1\frac{1}{2}$ 茶匙

约 2.5 厘米的姜黄根，切片 1 片

或姜黄粉 1 茶匙

约 2.5 厘米的生姜根，削皮、切成细末 1 块

或生姜粉 1/4 茶匙

将上述所有食材放入榨汁机，高速搅拌 1~2 分钟，完全搅匀即可。这些食材可以做出 3 份饮品，每份约 240 毫升。

18

跟着菲迪皮茨的脚步

2007年9月,斯巴达松超级马拉松赛

> 以食为药,以药为食。
> ——希波克拉底(古希腊医生、西方医学奠基人)

两个月后,我的脚踝痊愈了,但还沉浸在夺冠的喜悦中。用瘸子的姿态征服高山100英里超马赛,这种快乐,跟从其他比赛中获得的没办法相比。

我想,我应该是个非常幸运的家伙,因为接下来我即将迎战一场152英里的比赛,而这次伤的是脚趾。

这场比赛是知名的斯巴达松超马赛,前一年我也拿下了这场比赛的冠军(那是我再次获得恶水超马赛冠军之后没几个月),今年再次参赛。我知道这次的难度更大了。我是卫冕冠军。悄悄接近劲敌然后突然超越,比保持第一名的头衔简单多了。

比赛起点在雅典卫城,终点是斯巴达国王列奥尼达一世的雕像前,总计152.4英里。全程由平整的公路(95%的路段)、路况稍好的泥巴路（4%的路段），以及一小段狭窄山路（1%的路段）构成。至于高度，分布在海平面到1 200米之间，要翻越几座山脉，高低落差总和超过2 500米。选手除了要对抗长距离，还得应付希腊的艳阳和潮湿的海风。一天中最热时达32~38度。

比赛限时36小时，沿途共有75个检查点，每个检查点都规定了关门时间。每年大约有300位壮士参赛，有半数可以跑完全程。补给站的义工会准备水、浓缩果汁、汽水、面包和酸奶等补给品，选手也可以在任何一座补给站寄放行李，理论上一个人也能参赛，可以不带陪跑员。

我去年慕名而来挑战斯巴达松赛，今年带着去年的经验和对这个比赛历史的了解，再次上阵。

马拉松是为纪念公元前490年那位传令兵而设的比赛，他从希腊战胜波斯大军的战场"马拉松"跑回雅典，向祖国带回了胜利的消息，路程总长42.195公里，抵达雅典后他就筋疲力尽而死。大家常以为跑过这段光荣死亡之旅的人叫菲迪皮茨，实际上，根据公元1世纪希腊作家普鲁塔克的看法，那位士兵应该叫欧克勒斯。据他说，菲迪皮茨的人生有着比较快乐的结局，还促成了斯巴达松超马赛的诞生。

波斯海军舰队捷报频传，在希腊沿岸攻城略地，粉碎了厄立特里亚城邦，接着目标直指雅典。雅典人派出由小米太亚德将军领军的一小支军队，封死马拉松海湾的入口（"马拉松"在希腊语中的意思是茴香，可能这种植物在此地生长茂盛）。古希腊历史学家希罗多德记载，雅典将军还派了菲迪皮茨到斯巴达大城讨救兵，以此抵抗敌方的强势进逼。

菲迪皮茨第二天就抵达斯巴达，可惜他的请求没有被接受。尽管对于希腊同胞不幸受难感到深深惋惜，虔诚的斯巴达人民却无能为力——他们正在为太阳神阿波罗举行祭典，要等到满月时分才能开战。菲迪皮茨还要带着坏消息再跑152.4英里回去，但幸运之神眷顾他，他得到了另一个好消息。

他跑过环绕蒂吉亚古城的山脉（今日斯巴达松比赛60英里处检查点位置）时，收到一个神启，来自赫尔墨斯之子，掌管羊群、田地和树林的希腊牧神——潘。战事告急时若得到牧神助阵，是天大的好事，因为神能令凡人从内心深处感到恐惧。牧神唤了菲迪皮茨的名字，要他回去问雅典高官为何不重视他，毕竟他对雅典人一片诚心善意，随时能为他们效命，直到永远。

若我们仔细读菲迪皮茨的故事，可以发现其中包含了有关跑步我们所需知道的一切。他总共跑了超过300英里（仅仅花了一天多一点时间就跑完了半程），却没有完成他的任务（讨救兵）。若你的跑龄够长，碰到这种事就见怪不怪了。做任何事时，"回报"这个概念都深植在我们心中。我自己也在运动生涯中不断获得启发。为了让自己保持动力，我们总把目光放在追求外在的物质上，但我们必须谨记，只有处于追寻的过程中才能让我们身心平和安乐。就像许多海报和汽车保险杆上常写的那样：生命是一趟旅程，不是终点。菲迪皮茨不停地往前跑，最后他得到的是一般人体验不到的境地。大自然（牧神潘即自然的化身）呼唤他的名字，赐给他一段神圣的话语：多倾听我的心声，我将如同以往协助你迈向成功。

菲迪皮茨向雅典将军讲述了他的神启经验，获得了将军高度重视。战后，雅典人建造了一座牧羊神殿感谢神的帮助。雅典人等不到斯巴达的援兵就独自与波斯人作战，他们英勇奋战，瓦解了波斯大军的势力，最后获得胜利。他们在马拉松一役击溃波斯人，改写了波斯的历史，也造就了希腊未来的辉煌盛景。

上半身肌肉可以帮助改善跑步技巧并加快速度

斯巴达松比赛于1983年首次举办，发起人是一位即将退役的英国皇家空军澳籍中校约翰·弗登。在他40年的军旅生涯中，曾参与过朝鲜战争、苏伊士运河战争、文莱叛乱、土耳其入侵塞浦路斯等战役，他也是个热血的业余运动好手和经典文学爱好者。有一天他读到希罗多德的著作，突发奇想，决定把菲迪皮茨的传奇长跑搬移到现代时空。

佛登和军中同事们兴致勃勃地张罗此事。爱尔兰籍的约翰·麦卡锡如此描述："经过悉心研究，我们拟定了一条可行性颇高的赛事路线，路线包括古代军事道路、朝圣路径、干涸的河床、羊群踪径，规划路线时考虑到了当时的政治结盟关系，避开敌对的城邦。"1982年10月8日，这5位跑者从雅典出发，10月9日这5人中3个约翰成功抵达斯巴达国王列奥尼达一世雕像前，成绩分别为：约翰·绍尔顿，35小时30分钟；约翰·佛登，36小时；约翰·麦卡锡，将近40小时。

斯巴达松赛一年一次，秉承奥林匹克精神，优胜者没有奖金和广告收益，其意义在于提倡促进国际间的合作交谊。这个比赛在超马界可以说是最划算的赛事，只要交525美元的报名费，就可享有6天食宿、两场错过会后悔一辈子的颁奖典礼、博物馆之旅、公交车接驳、补给站内丰富的食物与水。

1983年，来自11个国家的45名选手同场竞技。1984年，国际斯巴达超级马拉松协会成立。赛事创办人佛登退役后，在超马圈里仍然很活跃，到世界各地推广超马赛。我第一次参赛前，就先阅读了他写的《斯巴达松超马赛该怎么跑》，得到了很大的帮助。他一直跑到70岁左右，不断打破年龄分组赛的纪录。2005年他参加了300公里哈尔德爱琴竞走赛，是参赛者中最年长的一位，比赛要求7天内由德国北部的石勒苏益格小镇走到丹麦北部的维堡郡。

参加西部100英里赛时，我跟全美的优秀好手较劲；到了斯巴达松超马赛的殿堂，我是和来自全球的顶尖跑者一较高下。2007年的斯巴达松赛，我的劲敌是2001年的冠军选手，巴西的瓦尔米尔·努内斯，他刚刷新我2005年在恶水赛的纪录，他的100公里比赛纪录排名全球第三。其他历届冠军：2000年，日本的大泷雅之；2002年，日本的关家良一（2009年再度夺冠）；2003年，奥地利的马库斯·塔尔曼；德国的延斯·卢卡斯从2004年起连夺两届冠军。我是首度夺冠的北美人。

表现最优异的斯巴达松赛选手是一个叫雅尼斯·柯罗斯的希腊本地人——他应该也会是名垂青史的最佳跑者。1983年，26岁的他过着斯巴达式的生活，在希腊特里波利斯市当场地管理员，这里就是比赛创始人试跑的起点。柯罗斯听说他们即将重现菲迪皮茨的灵魂，十分兴奋。柯罗斯之前已参加过25场比赛，小有成就，个人最佳马拉松纪录为2小时25分钟，不过他即将找到他自己的独特立足点。1983年，他首次在超马赛上亮相，参加了斯巴达松超马，用无人能敌的21小时53分钟完赛，足足比亚军快了3个多小时，主办单位甚至没有当场颁发奖座给他，拖了两天证实他并没有作弊后，才奉上桂冠。

他后来又赢得3次斯巴达松比赛冠军，他的这4次冠军成绩，就是目前斯巴达松比赛的前4个最佳成绩，时间从20小时25分到21小时57分。即使是菲迪皮茨，可能也无法跟他并驾齐驱吧。我紧紧咬着他的速度，但最后创下的个人最佳纪录，也仅仅是大会总名次的第五名、第六名与第七名，比他最慢的成绩还多 23 分钟。

柯罗斯如今已是半退休状态，但他的许多纪录仍无人能打破，无论是公路赛、野地赛还是许多超过 12 小时的比赛，他都是纪录保持人。

柯罗斯画画、写诗、唱歌，1991 年参演电影《马拉松传奇：英雄之路》，饰演菲迪皮茨一角。他也四处演讲："我想启发并鼓舞你们沉寂的心，去挖掘你潜藏的意志，尽情发挥本能，在提升个人能力之外，为这个世界带来友谊与和谐。"

他也启发我突破身材限制去大展身手。从体形上来看，柯罗斯不像个跑者。他身材方方正正，步幅不大，但跑步时从不浪费每寸肌肉、每个步伐，连吃东西、喝水时也在跑。他的上半身肌肉健美紧实。若你仔细观察短跑健将，会注意到他们的上半身都很健壮。我想，柯罗斯过人的爆发力，应该来自他的胸大肌和三角肌。许多跑者都知道上半身肌肉可以帮助改善跑步技巧，加快速度，或许柯罗斯已经掌握了转化手臂力量来增强双腿力量的秘诀。

最后，柯罗斯说，超马赛是个超越自我的比赛。他明确定义超马赛是个具有"后设特质"的竞技，跑这场比赛的重点不在运动的天赋或者体能训练的强度。他说，只有跑了 24 个小时之后才能体会到，"选手必须跑过白天、黑夜，而且还要能继续支撑下去。唯有如此，才能证明自己可以破除天赋与体能训练的限制，因为天赋和体能都会随着时间和肌力的损耗而消磨殆尽。"他高度重视超级马拉松赛，却认为 50 英里赛与分段路跑赛不属于超马的范围，因为这类比赛中天赋异禀或训练有素的选手会占尽优势。真正的超马跑者必须熬过睡意侵袭，撑过肌肉疲劳，如此一来，才能在"精力用尽后，获得崭新的能量"。

比赛时脑力最好用在身体本能的需求上

我反复思考柯罗斯的话语，想象超越痛苦后就能抵达的快乐境界，这帮助我克服了即将到来的伤痛。参加比赛的9天前，我半夜醒来去洗手间时，意外撞伤了小脚趾。第二天早上，小趾瘀青了，软弱无力。我确信它裂伤了。接下来整个礼拜，我试着用胶布将小趾和相邻的脚趾捆在一起。我尝试走在沙滩上，用雪糕棒固定，还试过穿较硬的鞋垫。我告诉自己，还有9天的时间才比赛，人体可是有神奇的复原能力呢。

我也提醒自己，要感激这个意外，这让我找回了当初参加超马赛的初心。我的目的不在于刷新纪录，不是为了舒展身体而获得快乐，而是为了找寻心中更深层的自己。跑100英里或超过100英里的长路，将身心逼向崩溃边缘，然后，就能脱胎换骨彻底改造。参加超马赛，就是为了看得更透彻。如同瑜伽老师所说的："伤害，是我们最佳的心灵导师。"

我相信许多选手也是为了追求心灵上的突破而参赛的。我不否认跑步可以让人获得友谊与成就，而且亲近大自然确实有好处，但我经历越多，跑得越远，就越了解我追寻的其实是一种心境——在这种状态下，看似庞大无比的忧愁会烟消云散，宇宙无穷无尽之美会和当下融为一体。我不认为有任何人是刻意为达到这种心境而开始长跑，但我相信，只要持续长跑，最后一定能抵达那种心境。重点是，我们要能察觉到这个心境到来的时刻。我想，脚趾的受伤就是这样的时刻。

比赛开跑时，我的脚趾还在痛，但我让自己分心，想其他的事。譬如，努内斯、大泷雅之和关家良一、塔尔曼。我唯一没特别留意的是一位波兰籍选手，名叫皮奥特·柯洛，为参赛他推着一辆装载了行李家当的改良婴儿车，从家乡跑到了希腊，经过罗马时还短暂停留，拜会了教宗。我欣赏他不顾一切的志气，但这趟旅程应该让他累坏了吧。我认为他应该不算劲敌。

斯巴达松超马赛的路线包括山坡路，虽然不算陡，对我却也是个问题。所有世界级的快脚跑者到了硬石赛的险峻路段也必须慢下来，但在斯巴达松，走路表示你这人实力很弱，所以我只好一直跑。塔尔曼和努内斯果然如我所料，一开赛就冲出了起跑线。那位原本应该很累的波兰人，跑了20公里后竟然超越了努内斯。

没有陪跑员，和团队碰面也要在50英里后。我维持稳定的脚步，有时吃点能量凝胶、土豆、香蕉，喝点能量饮料，专注于每个步伐。此时大约是下午5点，温度34℃左右，我已经爬上高处，跑过果园，身上沾满橙香，跑过耸立着古希腊列柱的科林斯。我往前跑去，迎向阳光，太阳就躲在山丘的后方，万物变成朦胧的深红色。我试着放空思绪；赛程好长，天气好热，嘴唇好干裂。最好还是不要多想，想太多很容易让我太清醒或太理性，这样就会让我分析我人在哪里、还要跑多远。理性思考一不小心就会带来理性的投降。我努力不去思考，只专心跑向那片净土，跑向超马选手快乐的境地。

大家常问我，跑这么长的路时，脑中到底在想些什么。天马行空的思考是超马跑者的大忌，脑力最好用在身体本能的需求上：我上次是什么时候吃东西？离补给站还有多远？竞争对手在哪里？我的配速有没有问题？其他都不要想，只想这些，其他都不重要。

但是，现在我却满脑子想着"我要保持第三名"，而且，我真的快渴死了！每次一看到人，管他是村民、酿酒人还是乘凉的老妇人，我都会大叫"Paghos nero parakalo"，意思是："拜托！请给我冰和水！"

不过似乎没人听得懂我在说什么。终于，从一座外墙像粉笔一样白、没什么人光顾的传统小餐馆里，走出一位驼背的老妇人，她穿着海军蓝长洋装，慢慢朝我走来。我喊着"Paghos nero parakalo"，她居然明白了我的意思。她向站在门边的男人示意，比着喝水的手势。

她手臂厚实，脚踝粗壮，有一张历经风霜的脸。那男人递给她一大杯装满冰块的水，她转交给我。这冰块说不定是用来维持鱼肉新鲜度的，但我管不了那么多了。现在对我来说，这些冰块比闪闪发亮的钻石珍贵好几万倍。她从脚边的花圃摘了些罗勒叶，塞进我的手中。她的手伸向我装食物的小腰包，我一边咕噜喝着水，一边说谢谢。她要我把罗勒叶装进腰包里。我把腰包解下来，她拿起其中一片叶子，塞到我的耳后，接着亲吻了我的脸颊。

那一瞬间，我的脚步突然轻盈了起来，精力恢复了。不知道是因为她的友善、那杯冰水，还是那些罗勒叶，反正我觉得整个人神清气爽（后来我才知道罗勒叶是草药之王，罗勒的英文 basil 源自希腊语 basileus，意指"国王"，在希腊人眼中是能量与幸运的象征）。在那一刻，我体验到了爱的真谛。这一刻之前，黑夜将至，绝望从我心中滋生，觉得跑下去再也没有意义了，那个善意的小举动给我的世界重新漆上了色彩，坚持跑下去似乎成了最有意义的事。很多跑者跑到路程后段，跑到身心俱疲却满怀欣喜的时刻，都会有这种领悟。对超马跑者来说，这种领悟是天赐的恩惠。

我依然有轻微脱水的状况，脚趾无法正常跑步，热到爆，大腿股四头肌和小腿似乎被球棒重击过。但，我摇身一变，变成全新的我。

我加快脚步。努内斯和塔尔曼已经远远落在后面，波兰人还在前方。在路程这么长的赛事里，经验不足的选手如果跑完前 10 英里后还维持这么快的速度,那根本是自找死路。如果跑过前 25 英里后还维持这么快的速度,不仅是自找死路,而且应该是一个意志非常坚定的人。50 英里后还是这种配速,那他肯定是疯子,抑或他其实不像我以为的那么没经验。无论是哪种情况,这人都相当危险。

一座座果园从我身边掠过。我知道柯洛还在领先。我和他离得太远,还看不到他的背影。

我必须打败他,但不能一直想着怎样超越他。我必须加足马力,拼尽一切冲过终点线,但不能一直想着要怎么做。看到 50 英里的标记,也不能想着前面还有 100 英里要跑。我要提醒自己:就算想起来了,也要立即忘记。尽管我们跑向前方,却得将思绪停在当下。我将比赛分割成一段段比较短、比较容易消化的里程数。我要想:下个补给站在哪?哦,再跑 3 英里。下个可以乘凉的地方在哪里?或者,下一段该怎么跑?

也许,"有时候,去做就对了!"其实是"不要想结果,只要相信自己、相信身体、相信宇宙"?说不定我父亲不是个固执的明尼苏达老头,真实身份是某神秘主义派系的门徒。这个想法让我笑了。70 英里处,努内斯追了上来,我举起手,指指前方要他超前。哦!我真是心胸宽大啊。

努内斯不太会说英语,而我连一句葡萄牙语都不懂,但他努力吐出了几个字:"斯科特儿,你强……"他超前几步,挥手叫我跟上去。我们一起跑了 30 英里,追赶前方的波兰人。我们跑过烤得干焦的土地,经过几座历史遗迹和尘土飞扬的村落,小孩子从阴暗陈旧的大门追出来,在我们身后嬉笑呼闹着,不知是在嘲弄我们还是要我们跑快一点。我想如果我住在这条泥巴路上,看到这样一群人跑过家门前,会有什么反应?不知这些希腊孩子会不会对眼前的景象发出一个又一个疑问。

在100英里处，有个男子献花给我。他流着眼泪，递给我一枝花。我在希腊遇到的人，脸上几乎都散发着对生命的热爱。我想，这跟这里的土地、水源与植物有很大的关系。关于雅典的创立，神话故事是这么说的：众神讨论让谁掌管这座城市而争吵不休，最后，智慧女神雅典娜和海洋之神波塞冬进入决选。宙斯要他们各准备一份礼物，献给这座城市的子民，谁的礼物更精美，谁就能接手雅典。波塞冬让海水由雅典卫城喷涌而出，但水太咸，没有用。雅典娜创造了橄榄树，让人类有果实、油和木材可以使用。直至今日，雅典人还是坚信植物能带来力量，依旧用草药来治疗病痛、抚慰心灵。作为一个素食的运动员，这深植在希腊历史根源中的文化令我大受触动。现代医学之父希波克拉底也是希腊人，他指出饮食和运动是保持健康的两个要素，并写下"以食为药"的名言。在《古代医学论》一文中他写道："我认为每位医生都必须熟悉自然，并能在践行医职中辨识饮食与用药之间的关联……目前无法确知芝士是否适合人食用，因此不该阻止人们为了满足口腹之欲吃芝士，应该研究吃下去可能引起的后果，将不相合的原因找出来，在人们食用前告知。"其实希波克拉底并不反对吃芝士，他后来提到有些人吃了芝士身体却没出现异状，也许他知道何谓"乳糖不耐受症"。

在希腊那几天，我大吃石榴、无花果、绿色蔬菜和橄榄，这里真是素食者的天堂。几乎每次练跑时，我都会经过一座座果园，那里有葡萄、杏仁、柑橘或椴梓（我通常也会摘几颗在路上吃）。希腊人饮食清淡简朴，极为健康。

到了107英里处，我开始有点头晕。这里是菲迪皮茨遇见神启的地方，现代科学家应该会解释成这是因睡眠不足、体力下降而出现的幻觉，但在石头层迭的山顶，确实有我追寻的事物。隘口处有营火升起，十几位村民看见我登上山顶,冲过来便高声欢呼。剩下不到 50 英里了。我的心从来没有这么飘飘然过。

脚趾的痛感似乎消失了,可是身体另外有些地方在隐隐作痛,我不去在意它。这是超马赛中一项让人乐此不疲的原因:你会感受到想象不到的痛苦,但咬牙撑过后就会发现,这点痛根本不算什么。在超马赛中,这种体验会出现很多次。前方还有 40 多公里,有这种比赛里还有另一种乐趣:你可能变成了行尸走肉,弹尽粮绝,但只要比赛还没结束,永远都有翻身的机会,救赎就在眼前。不能光靠想象或盘算,有时候,去做就对了。

勇者生存下来的关键:要活下去的意志

此时,我来到了 120 英里处的蒂吉亚补给站。有人说那个波兰人柯洛一分钟前刚离开。我胡乱抓了瓶能量饮料和几条克里夫能量凝胶。前方红光闪闪,原来是一路护送领先跑者的警车灯。救赎的味道,闻起来像土地,像压扁的葡萄,像陈旧的历史溢出的香味,它散发着光芒,我向前跑去,想捉住它。我超越柯洛的时候,看到他好像再也跑不动了。我尽全力跑向前。

"干得好!"我大喊一声,接着再次加足马力。这种速度我无法维持很久,不过我知道,看到对手以自己无法追上的速度超越自己,会是多么垂头丧气。我理解他的感受,也很赞赏他的勇气与毅力,不过,当你有机会重重打击对手时,怎么舍得轻易放过?我把握住了机会。

我铆足全力跑了一英里,再回头看看,没有人,警车现在护送的是我。又前进五六英里,后方仍然没有对手的身影。突然,不知从哪里蹦出来了头灯，跑得飞快，如同施展轻功般从这端跃到那端。我想加快速度，但力不从心。我再次回头，心想，这人真是顽强，现在是一战定生死的时候了！我也使出浑身解数，直冲了3英里，速度是7分钟1英里。这世上不可能有人可以以这么快的速度跑这么久！我又回头，头灯又凑近了。这次我可是拼死命地猛冲，耗尽潜藏在我身体里的每一分力气（这种能量是许多跑者本身就有的，不用刻意追求，这也是超马赛另一项有趣之处），头也不回地卖力向前。后来有辆警车靠近我，车里是大会主委。

"斯科特，别担心，"他说，"不用担心那个人。"

我暗想，你有没有搞错？这人可是强到不行的波兰人耶！我又用力跑了2英里，大会主委的车又开过来，这次他说："斯科特，真的不用担心，这个人不是选手。"听到后，我又想：说什么？他已经快追上我了呀！

到了下个补给站我才知道真相。那个紧追在后的头灯，其实是个路人甲，从120英里处才跳进来。我已经跑了130英里，加上那段没命跑的距离（大概有15公里），前面还有22英里要跑。

此刻该拿出我的法宝"四步骤检查表"了。第一步，我累垮了。我让自己完全接受这个事实。第二，开始思考：我有点不爽，花了那么多力气，只是在跟一个无关紧要的人拼搏。我又疲倦又不爽，不过，还撑得过去。第三，想想看，有什么办法可以改善这个情况。我可以停下来，但这个选项不佳。正解：继续跑。最后，抛弃任何负面想法。钻牛角尖对事情没有任何帮助。我往前跑。

要做到不放弃，哪有这么简单？意志力难道是你叫了就会过来的？显然我不是唯一掌握这个流程的人。是什么因素让其他人停下脚步，而我依然跑下去？

停下来和继续跑，不单纯是大脑命令而已

耶鲁大学医学院的安迪·摩根博士在美国北卡罗来纳州布拉格堡的"抵抗训练实验室"里以军人为对象，进行了仿真审问研究，目的是分析脑部化学物质分泌的情形。结果发现，受测试的特种部队脑部释出了大量的神经肽Y（简称NPY），比一般步兵组的受测者高出许多。神经肽Y是一种氨基酸，可以调节血压、控制食欲存取记忆，也能避免过度刺激导致的不必要的精神亢奋。

这组特种部队受试者的神经肽Y含量在24小时后便恢复正常，一般步兵这组却出现显著的神经肽Y衰竭现象。

其他研究表明，在普通人和强者之间，还存在着另一种差异。《极限生存》一书作者肯尼斯·卡姆勒博士研究了当人处在险恶艰苦的环境中时，强者制胜的关键。他以莫罗·伯斯贝里与墨西哥籍的探勘员巴布罗·瓦伦西亚两人为分析对象，前者于1994年参加撒哈拉沙漠超级马拉松时迷路，在沙漠里待了整整9天后被牧民救起；后者于1905年在美国西南部的莫哈维沙漠失联8天后奇迹生还。两人获救后都严重脱水，体重掉了1/4。一般人脱水这么严重，很可能早就死掉了。

卡姆勒博士归纳出这些勇者生存下来的4个原因：第一，知识；第二，训练，因此能先对沙漠环境"免疫"；第三，幸运；第四，也是最重要的，生存意志。在跑步领域表现极为耀眼的罗莫·伯斯贝里，拥有超出一般人的生存意志。瓦伦西亚则对将他带入险境的无能导游怒不可遏，即使自己在沙漠里快死了，还一心想回去报复他。

对于那个半路跑出来搅局的路人甲，我没有气到想回头找他报仇，可我也不确定是否能够释出大量神经肽Y和脱氢表雄酮帮助我撑下去。

既然我已经跑了这么远，还处于领先位置，而且目标坚定，那就继续保持下去吧。

比赛的最后30英里是一条狭窄的双线道公路，直通斯巴达。前半段是上坡路，后半段是进入城市的下坡路。我爬坡的时候，警车在后方护送着我，前方是完全的漆黑暗夜。很多时候耳边会传来狗咆哮的声音，或感到柴油车驶过的热气。我这辈子从来没这么累过，甚至在跑上坡的时候，有几次真的边跑边打盹。我拍拍脸颊，确保自己清醒。我看见摄影师蹲在公路中央的双黄线，等我靠近时拍几张照片。我有点担心摄影师的安危，虽然这么晚了，还是随时可能有卡车呼啸而过，这人可能会被轧死。我挥手示意他退到安全的地方，但他还是拍个不停。我注意到他脖子上挂了两台相机，只用长镜头那台拍照，他的胡茬儿我也看得清清楚楚。我越靠近他，他相机喀嚓的速度就越快，但一眨眼他却消失了。我略微想了一下才意识到：那里根本没人。

我以23小时12分钟的成绩抵达终点。斯巴达市长在一群年轻女子的簇拥下给我戴上桂冠，有人帮我披上美国国旗。我比去年的冠军成绩慢了20分钟，不过，再怎么优秀的选手还是无法与柯罗斯相抗衡。我是目前为止这项赛事唯一的北美洲冠军得主。我在医疗帐篷内休息了片刻，欢迎其他选手，然后睡了一会儿。

我回想了比赛的过程，分析许多跑者思考的问题，其中最主要的问题是，当你再也跑不动时，要如何撑下去。耶鲁大学的研究尽管表明特种部队与普通步兵大不相同，却没有进一步解释原因。是他们刚好在基因乐透中抽到好签，从而具备超级战士的能力，还是因为训练有素？究竟是天生资质还是后天成就造就了这批超群绝伦的运动员？还有个更接近核心的问题：我的极限在哪里？要如何发现自己正在突破极限？每次我参加超马赛，都会问自己最后这个问题。这也是每个超马跑者，以及任何跳出舒适圈往梦想靠近的幸运儿可以自问自答的问题。第二次参加这折磨人的斯巴达松超马赛，我发现自己也离这问题的答案更进一步。我想，就继续问下去吧。

撑不下去了，怎么办？

几乎每个我认识的杰出跑者，都曾面临想放弃的窘境。我当然也不例外。诡异的是，成就杰出的跑者的因素，如专注、努力、掌握新科技等，都无法打败心魔。面对这种情况，我认为最好的方法是——别依赖科技，忘掉成绩，自由自在地跑吧！也要忘掉"跑步必须拼命用力跑"这回事，跑步不是为了惩罚自己。重拾童年时的单纯，快乐跑吧！把表丢掉，穿上牛仔裤，和狗一起奔跑（狗狗跑步时也不会担心这担心那的），和年长或年轻的朋友一起跑，这样做之后，眼前就会出现不同的世界。我知道我有过这种美妙的体验。

换条小路跑跑看，设立新的目标，参加不同的比赛，绕个大圈唤回动力，让头顶的乌云散去。从上述的方法中挑选你喜欢的方式，你会找回当初一头扎进跑步世界的初衷——这真的好好玩！

斯科特独门素食
卡拉马塔鹰嘴豆卷

这道简单又方便携带的小点心，结合了产自希腊的橄榄、墨西哥薄饼以及中东的鹰嘴豆。我开始涉猎素食料理、研究异国美食之后，才知道有鹰嘴豆这种食物，之后在喀斯喀特山脉长跑训练时就做了鹰嘴豆卷在路上吃。芝麻酱的滑顺口感，搭配有嚼劲的薄饼、带点咸味的橄榄，创造出细腻、多层次的风味，多国滋味碰撞出令人惊艳的口感。如果你准备练跑时吃，可以考虑去掉大蒜。

原料：

煮熟的鹰嘴豆　3 杯

芝麻酱　3 汤匙

日式酱油

或味噌　2 汤匙

或海盐　2 茶匙

鲜榨柠檬汁或青柠汁　1/4 杯

蒜瓣，切片　半颗（依个人喜好）

孜然粉　1 茶匙

黑胡椒　适量

卡宴辣椒　1/8 茶匙（依个人喜好）

面粉薄饼　8 片

卡拉马塔橄榄　适量

将鹰嘴豆、芝麻酱、日式酱油、柠檬汁、大蒜、孜然粉丢入食物料理机或榨汁机中，直到混合物被均匀打碎。可加入少许水搅拌。掺点黑胡椒和卡宴辣椒调味。

将薄薄一层鹰嘴豆泥抹在薄饼上，沿薄饼的中线撒些橄榄。将薄饼卷起，切成2~3段，依薄饼大小调整。

将卷饼装到小号保鲜袋中，放到冰箱冷藏，第二天早上长跑时就能取用。想当午餐吃的话，可在卷饼内加入莴笋、红椒、西红柿等食材。鹰嘴豆泥可以冷藏5~6天，冷冻几个月也没问题。这些原料可以做出8~10份薄饼。

19
我失落了
2008 年 ~2010 年，重返明尼苏达州杜鲁斯市

> 万事万物皆有裂痕，有裂痕，光明才得以照进。
>
> ——莱昂纳德·科恩

我向母亲讲我第一次赢得西部 100 英里赛的情形，当然包括我抵达终点线时气撼山河的狂吼："明尼苏达！"还添油加醋地描述了我在塞山跑步碰上的倾盆大雨，以及加州死亡谷那热死人不偿命的天气。不过，她没有睁开眼睛。已经 3 天了。

一接到护士的电话，我立刻飞回家乡杜鲁斯市的"克里斯詹森护理之家"。母亲时间不多了。第一天，她张开口想说话，但受病魔摧残的声带已经无法发挥作用，只能吐出微弱的气息。她注视着我，我能感受到她满满的爱和流露出的恐惧与痛苦。第一天，我坐在她身旁，紧握她的手，轻声说着我爱她。第二天，她合上了眼。

我告诉她，弟弟和妹妹都在身边，她的姐妹也在，我们永远都会陪着她，我们好爱她。我在她额头上敷一块湿毛巾降温。我用海绵棒

润湿她的嘴唇，不时调整她的氧气鼻导管。她的皮肤还是滑嫩光泽。她才58岁。我将她的头发编成一条辫子，拨到肩膀后方。一般人视为正常简单的事，母亲大半辈子都做不到。

她总是鼓励我们要感激身边的一切，珍惜生命的给予。她总是表现出喜悦。我知道，远离病痛对她其实是一种解脱。

我不止一次想过，如果我住在家乡，如果我可以就近照顾她，她会不会比较开心。我想过，如果她不在了，我要怎样过日子。母亲总是给我信心，给我支持，教导我什么是真正的力量、如何释怀。我也知道，她走了对我来说也是种解脱。

每年我探望她两次，带她去看电影，尤其必看茱莉娅·罗伯茨主演的电影，接着带她到红龙虾海鲜餐厅用餐，点她最爱的奶油蒜味柠檬炒虾，为不让她噎到，我会把虾切成碎丁。每次离开的时候，她都会责怪我为她担心，要我好好过自己的生活，她说她看看电视、看看茱莉娅·罗伯茨的电影就心情愉悦，只要遥控器在手边，就够好了。

分别时，她跟我说再见，说她爱我。上次道别的时候也说了一样的话：我很坚强，不要担心我。我爬进租来的车，呼啸而去，把这句道别的话载在心间。

过去5年来，她连按键的力气都没有，只能吃流食，声音也越来越微弱。我想起小时候那一幕满怀愧疚，她吃力地走到圣罗撒天主教堂前排想和我们坐在一起，而我却很不耐烦，甚至感到丢脸。我记得很清楚，25年前的她活力十足、年轻貌美，但手中的物品却常常滑落。我记得她招呼一位刚从法国旅行回来的朋友的样子，像迎接久未见面的情人一样。朋友从法国卢尔德市给她带回了圣水，据说那水有神奇疗效。

她如此虔诚。为什么上天给她这样的难题？

有时候，去做就对了。但此时，我疑惑下一步该做些什么。这两年，我都在迷茫中徘徊。

有时候，我们必须堕入黑暗的深渊中，才会出现光明

我和莉亚相处得不是很愉快。她说，我们太年轻就结婚，我不够幽默，不够有趣，她都快开始喜欢上别人了。我说，我们会渡过难关，找出解决办法，遇到问题，就要想办法解决，特别是感情问题，我绝不轻易放弃这段婚姻。后来，她说她爱上了别人，坚决要求离婚。2008年8月，我们分手了。

成年后的人生，我几乎都跟莉亚携手度过。我打电话给跑友瑞克·米勒，对着话筒哭个不停。他安慰我，每件事的背后总有其缘由。我在俄勒冈州阿什兰市待了好长一段时间，住在好友伊恩·托兰斯和霍尔·科纳家的地下室。霍尔和我在西部100英里赛交量过5~6次，伊恩则和我结缘于10多年前的詹尼葛瑞50英里耐力赛。这时谣言四起，有人说我为了偿还债务开始洗碗打工，也有人说我躲在锡斯基尤山练跑好几百公里。

硬石赛好友凯尔·史卡格斯听到谣言之后（超马圈子很小），建议我到亚利桑那州的弗拉格斯塔夫和他待一阵子，我们的共同朋友汤尼·库鲁皮奇卡也在那儿。汤尼是超马界新星，高中时就把我视作排名前三的偶像。凯尔开玩笑说，他按我的人像订做了许愿蜡烛，并要送给珍·谢尔登，说这蜡烛代表超马跑者的守护圣徒。

那年春天，我们在大峡谷国家公园外露营，沿大峡谷边缘和谷底中的高原跑步，那里有段路被称为托恩托步道。我从没见过如此广阔的荒芜之地。

这里的景致和我此刻的心境非常搭。我们露营了4个晚上，其中一天跑了35英里，其他3天跑的距离没那么长。我做了天贝卷饼、牛油果沙拉酱。晚上我们生起营火，我蜷缩在保暖睡袋里，这里夜间温度会骤降到零下七八度。我告诉汤尼，我再也不相信这世上有永恒不变的爱情了，大家都把爱情看得太重要了。

不过汤尼说我错了，爱才是一切。凯尔睡在车上，他计划在这段露营旅程结束后，直接开车到科罗拉多州锡尔弗顿镇参加硬石赛。他把所有家当都塞在一个四方箱中，有些朋友笑他是个"旅行箱浪人"。

有次跑步回来，我们围着营火，喝下几瓶啤酒，吃了点豆子和玉米卷饼，我突然发觉我羡慕的不只是凯尔的悠闲自在，还有他和汤尼的生活。有一天我们练跑时迷了路，在沟渠间跑来跑去，穿进隐没的小峡谷又撤出，身体出现了脱水状况，就这样一路攀爬海拔1 000多米的南凯巴布步道，奔回了大峡谷南缘，比原先预计的路程多出了12英里。

跑步结束后，我从这两位年轻跑者脸上灿烂的笑容中看见了我十几年前爱上跑步的原因。我开始跑超马的时候，他们还在读小学。两人兴奋的表情唤醒了我对跑步的热爱，那是我曾经熟悉的感觉。

我们当时所拥有的一切，就是身旁的道路、新鲜的空气、少量的食物，还有强健的身体。其实，有这些就足够了。我突然想到，我需要的不过就是这些而已呀！我们每个人只需要拥有这一点点就足够了！

我怎么会离这种简单的快乐越来越远呢？我好想重拾单纯的感动、衷心的感激。凯尔和汤尼好像毫不费力、轻轻松松就能够拥有这些。

我想像新手跑者一般，睁着好奇的双眼，怀着热情自在奔跑，不求回报。

我想浪迹天涯，露营野外，开车到四处悠游，不想再为莉亚烦心，不再担忧下一餐有没有着落，不再身兼物理治疗师、教练和超马选手。我从小就不停工作，现在我好希望能有点时间为自己而活。我想继续跑步，认真享受当下，探索身体的极限。我虽希望能这样生活，但又不想担负任何责任。

回到西雅图后，我大半时间都和一个单身朋友瓦特鬼混，因为我单身的朋友也不多了。我需要逃。即使在长跑中，我也找不回当初的宁静了，所以我干脆和瓦特在酒吧里打混、打台球，啤酒喝得比以前还凶，也跟来电的女生调情。我需要用这种方式厘清自己的思绪。

我到虎鲸岛当比赛义工。赛道上有一株被挖空的树干，我想，如果能坐进那个树洞躲一辈子，该有多好。我的心也被啃食成了一个大洞。

想想以前，跑步让我真正感受到自己是个运动员，为我规划出人生的方向，加速朝更健康快活的饮食方式前进。我能忘却自我，完全沉浸在当下，体会每一刻的完美时光。而现在，一提起跑步，我却只感到空虚。

瓦特建议我去看精神科。医生说我要接受6个月的心理治疗。我对医生说，算了。

许多认识我的人都知道我目前的状况很糟。我有个倾诉的对象：戴夫·泰瑞。我们从竞争对手变成了好朋友。他是骨骼肌肉放射科医生，不过总能抽出时间聊天，什么话题都能侃侃而谈，是运动员中的思想家，除了见解独到之外，还会逗得你捧腹大笑。业余时间他骑自行车或跑步上下班，喜爱美食，喜欢交朋友，身边总是不乏女友相伴。

我们在他家厨房坐着，两人手里握着啤酒。

"斯科特，"戴夫说，"有时候，我们必须堕入黑暗的深渊中，才会出现光明。事情会好转，你会成长的，只是现在你还不了解而已。"

我仍然坚持跑步，这里跑几十英里，那里跑几十英里。跑步赛季刚开始我便参加了许多比赛，接连创下个人最佳纪录，在耍酷50公里赛创下纪录之后，第二周立即参加了查克昂特50公里赛。我飞到欧洲参赛，绕行勃朗峰，但中途因膝伤弃赛，之后便待在欧洲沿公路开车、跑步、骑自行车，在意大利白云石山脉与达斯汀逍遥快活。接着我又到了希腊，第三次在斯巴达松超马赛夺冠（也是我个人的纪录），在全希腊都受到了英雄式的热情款待。

在欧洲旅行两个月后回到美国，心里仍无法平静。我去拉斯维加斯庆祝了自己的35岁生日——与霍尔、伊恩及铜峡谷的跑友珍·谢尔登一起跑50公里赛。我们一路上疯狂玩乐，最后我拿下了第三名。黑暗深渊是否透出了一丝曙光？我没发现任何迹象。以前跑步总是告诉我生活的答案和解决方法，难道现在不再这样了吗？

24小时超马赛：单调乏味，但充满挑战

那年11月，我到德州参加了一种从未体验过的比赛。比赛要求参赛者，在24小时内，在不到1英里的跑道上反复绕圈，跑过最多里程数的就是优胜者。

即使是最英勇善战的跑者，也会觉得24小时超马赛单调乏味，是难以克服的严峻挑战。

就体力、肌耐力与热量消耗而言，24小时超马赛和其他超马赛差不多，只是沿途没有山道隘口，没有野花飘香，远处也没有起伏的山峰让你计量自己跑过多少路。无法判断谁是你真正的对手，更没有机会让孤单升起的太阳或朦胧的暮色裹挟你的思绪。差异最大的地方在于没有终点线，只有滴滴答答流逝的时间。

不久之前，将周末慢跑当作休闲方式的人仍然不能理解，为什么世界上会出现马拉松这种比赛；很多马拉松选手也对这超长路程感到骇异，而超马跑者更找不到这种 24 小时赛的意义所在。直到读了 1999 年詹姆士·夏毕洛的《超马路上》，我才得知它设立的缘由。

尽管超长距离路跑赛的历史比所有书面纪载都要悠久，但当代 24 小时超马赛却可回溯到 1806 年。两位英国籍跑者亚伯拉罕·伍德与罗伯特·巴克莱·亚勒迪斯想一决高下，他们约定从纽马克特镇跑到伦敦的特恩帕克，赌金 600 基尼（英国旧制金币），比赛吸引了大量民众围观。尽管比赛时阴雨蒙蒙，作弊指控不断，那次比赛却是现代新式赛制的起点。

24 小时赛的概念还能追溯得更久。很久以前人类就依靠太阳运行的规律测试体能，古希腊历史学者记录了跑者从天将破晓一路跑到下个黎明的过程。彼得·纳博科夫在《印第安跑者》中写道，美国原住民的跑步传统仪式也是依照日出日落来计算的："跑者由此来推测太阳运行的规律。"

19 世纪 70 年代，24 小时赛演变成 6 天的赛制，参赛者在这段时间内尽全力徒步跑。到了 19 世纪 90 年代，6 天赛渐渐不受粉丝青睐而沉寂了下来。

不过，这种类型的赛事并未从历史上销声匿迹。1953 年，长距离慢跑训练的创始人阿瑟·牛顿说服英国业余路跑俱乐部举办了 24 小时赛，在接下来的 30 年中，赛事远渡重洋，遍及意大利、南非、新西兰甚至美国。1981年首届国际性盛事在瑞士洛桑举办。

在瑞士洛桑的比赛中，法籍赛手让－吉尔·布西凯跑了169.3英里。

1984年纽约皇后区的比赛中，来自希腊的雅尼斯·柯罗斯跑了177英里（最后1英里他花了28分钟慢慢走）。这时候的他处于竞技状态的巅峰，这场比赛只算个热身。第二年再次参赛，尽管有每小时60英里、夹带猖狂雨水的飓风肆虐，柯罗斯还是跑了178英里，这次最后1英里就不再走了。

1996年，柯罗斯跑了182英里多一点（绕行跑道），1997年又进步，跑了188英里，成绩比历史纪录足足多了17英里，等于连跑7场马拉松再加5英里的距离。他跑一场马拉松的平均时间是多少？换算下来大约3小时19分钟。

完成这次壮举后，他志得意满地说："这纪录会持续数个世纪。"我的目标不在于打破他的纪录，但我希望能接近他的成绩。

我选择参加在德州达拉斯渥斯堡地区举办的"新体验超马赛"。这种绕圈赛应该是个测试自己能力的好机会，说不定我还有机会刷新美国纪录。我原以为赛道应该很平坦，没想到其实不然。开赛前我已经有点累了，开跑后又被"一再重复"的眼前景象吓到了，不过这些都不是我弃赛的主要原因。我跑了8小时，跑过50英里后决定弃赛，其真正原因是我想自己已经没有破纪录的可能了，而且，在平坦的赛道了跑24小时本来就是一件非常辛苦的事情，更别说绕回一条跑道跑24小时了，沿途还要穿越两座山丘！这根本不是挑战，反而像是精神错乱！

之后我飞往明尼苏达探望母亲，从妹妹家拨了通电话给南加州的朋友珍妮。我们8年前相识，她那时在Montrail越野跑鞋公司工作，而这家公司也赞助过我。我和珍妮共同的朋友很多，也参加相同的跑者聚会。她有一头乌黑秀丽的长发，笑容灿烂。她建议我去约会，并介绍了几个女孩给我认识。我和珍妮一直都是好朋友。

我还没整理好心情回西雅图，一心只想踏上另一段旅程。珍妮最近搬到了文图拉，在 Patagonia 户外服饰公司的设计部工作，她邀请我去她家做客。南加州的阳光与海滩，比西雅图 11 月的绵绵细雨有吸引力多了。我先前告诉摄影师好友路易·艾斯克博说我要去圣巴巴拉市的 50 公里超马赛做义工，现在我有意搬到南加州，所以要去瞧瞧。我对珍妮说，我会从明尼苏达直奔加州，她问我长途跋涉会不会太累，要不要先回西雅图家中休息，我说："现在对我来说，路上比家更像家。"

我到珍妮家做客。我们沿着海滩跑步，谈论着人与人之间的关系和人生际遇。我们摘下橙子和石榴一起做菜，她上班时，我就独自在海滩上跑步、看海。我纷乱的思绪平静下来，不再郁闷，不再困惑。我飞回西雅图，内心愉快满足。

若我事先知道人生接下来的转折，或许我会更好地把握这些确切的幸福。

弃赛：没什么大不了的

2009 年初，我患了足底筋膜炎，足底筋膜是连接脚后跟到脚尖的带状结缔组织。我开始全心复健，调整训练方式，赤脚跑沙地、草地，不断冰敷、伸展，但症状时好时坏，有时好很多，有时却痛不欲生，必须缩短训练里程。

莉亚后来打来电话，说她雇律师清算了我名下的财产。我身兼教练、物理治疗师、职业跑步选手得来的报酬,她都要拿走一部分。

我回想我的人生:不停练跑、工作、比赛,把赚来的钱都拿去开了支票,剩余的钱勉强温饱、有个落脚处。几年前我才还完贷款——如果我答应她,就又要变回当初那个负债累累的穷酸小子。我抑制不住怒火,也担惊受怕,不想眼睁睁看着自己破产。我盘算着"打游击战",从竞争激烈的跑步圈退休,以经营有机农场为生。这样也可以有多点时间陪伴母亲。

我决定在退隐前,先到阿什兰市找伊恩和霍尔。我们跑步闲晃,跑了15英里后在艾普盖特水库停留。我们坐在一家卷饼店里谈笑,喝啤酒。

那晚,原本一心想独自在农场度过余生的我,突然想通了:友情对我来说多么重要啊。我生命中重要的朋友都是通过跑步结交来的。跑步独立性强,获胜并不依赖团队合作,但跑步却让我赢得了最珍贵的友谊。

伊恩和霍尔也是发迹于90年代中期,当时他们都二十来岁的超马跑者。我们这一辈,在年轻跑者口中已经成了"前辈人物",我们深知跑步的纯粹性,也懂得后辈们所不懂的道理:真正重要的事情,往往会被轻易忘记。风光与名声、很容易让人陷入错误的泥淖中。我们的前辈跑者说不定也有这样的体会。

我们那晚像老兵似的,端着啤酒,讨论后起新人所不了解的事。我们忆起过往,那是网络、推特和手机都还不存在的年代,要获得认可或赞助这等好事,总先得拼命做点什么,比如赢一次或很多次西部100英里赛(霍尔获胜两次)。我们说到,如今任何人都可以轻而易举地在网络发文写说某人已经跑不动了(我就常被这样写),或写谁最有看头（即使这些人可能根本没跑过超马赛或速度快的马拉松）。我们又喝了更多啤酒，举杯向赞助商致敬，因为获得赞助意味着有阵子会有穿不完的跑鞋或运动短裤，如果自己表现特别优异，也足够幸运，可能连旅行开销都不用担心。我们觉得那些冲浪选手、流浪登山者选择的道路是正确的，即使要花大把钞票，真正的运动家也觉得值得，他们运动出自对这项运动的热爱。

我说，这年头在网络上匿名抨击太简单了。伊恩说："你应该再拿下一个冠军，堵住那些人的嘴。"他在1999年陪我跑西部100英里比赛时，曾亲耳听见别人批评我。

"是呀，"我回应，"这想法不错，但不适合我。"我说我想退休了，退出跑步圈，这样就不用费心重振我的事业和声望了。

伊恩从鼻孔哼了一声。

"兄弟呀，别想太多，就去跑吧，用力跑，给那些人好看。把事情处理干净。"

那晚过后没多久，我的赞助商Brooks公司邀我参加西部100英里赛。不知是想堵住那些人的嘴，还是不好意思拒绝Brooks，总之，我答应了参赛。

或许是足底筋膜炎作祟，或许是训练不足，抑或是因为比赛前几周的感冒病毒还没消退，我的身体还没准备妥当。不过确定的是，心绪仍一团混乱。跑到40英里处的时候，我还是排行前五的选手。我跑下戴德伍德峡谷，抵达鼎鼎有名的危桥，这条摇摇晃晃的桥梁横亘于美利坚河支流之上，向前延伸2公里，高457米，直通魔鬼拇指补给站。接下来的3座补给站分别位于森林之丘和达斯特角。如果我能跑到那里，我一定能跑完全程。这时我仍在十名之内。如果我到得了森林之丘，达斯汀就会放声大骂,接着再低声指导我一步步慢慢来。

我舍弃了让人气喘吁吁的爬坡路,一跃跳进美利坚河里,凉意直沁心脾,我在水中游来游去。我跑步这么多年来,从来没想过自己会在任何比赛中途跳进河水游泳。河水让我浑身舒畅,精神大振。浮力托起了我的颈背和腰,我望向碧蓝晴空,所有的忧虑都溶化了。这次达斯汀的暗黑魔法失效了。对我来说,这场比赛在此地宣告终了。

我在跑道附近闲晃了一会儿,为选手加油,向以前没机会说话的义工道谢,以旁观者的身份享受这场比赛,后来我又回到洛基乔基河。我的助跑员戴夫·泰瑞也到了现场。我们坐在河岸边尽情谈天说地。我告诉他我弃赛了,他说这没什么大不了的,我不用向其他人证明什么,跑完全程与赢得胜利都不是最终的答案。他说我们都会经历困境,在困境中能学到很多,自己会变得更坚强。他说,我会没事的。戴夫是数一数二的选手,但不是锋头最劲的人,他待人总是很友善。

难道我对跑步的追求,消磨掉了我和毕生挚友的情谊?

事情果然渐渐好转,至少,在表面上是这样的。我和珍妮坠入了爱河,谈起远距离恋爱。我们有时待在我西雅图的家,有时腻在她文图拉的家。有时我们随意打包一下就直奔遥远的温泉乡,到约书亚树国家公园爬山,到洛杉矶听现场演唱。早春,我们攻上太平洋山脊径,在那里待4个钟头,拍拍照,闻闻花香,躺在草坪上仰望万里浮云,为美景心动不已。珍妮从高中起就吃蛋奶素,现在跟着我转吃全素。我做些泰式南瓜咖喱、牛油果豆腐、八宝草莓松饼。珍妮从没亲眼看过揉面团,觉得新鲜有趣。我们在文图拉时,会到农夫市集逛逛,买点无花果、番石榴和牛油果。我们沿海滩慢跑，从邻居的果树上摘橙子挤些新鲜的橙汁。这些惬意的小活动，让我忘记那一年没有赢得任何大型比赛的事实。

之后，我飞到了法国，参加全长 105 英里的环勃朗峰超级马拉松赛，想扳回一局。

比赛路线环绕勃朗峰一周，共 105 英里，横跨 3 个国家，高低落差超过 9 000 米，每年有 2 000 多名好手争相报名。这场盛会的地位等同于自行车界的环法自行车赛，我曾两次在这项赛事中受挫。2007 年，我脚踝伤势还没好就去参赛，结果只好半途弃权。次年，因为前一年只完成了一半路程，我提早几周先抵达，和意大利朋友花了 3 天时间跑完全程。我想趁此机会向法国人学习，于是跑完不到 12 个小时，又跟随法国乐飞叶队的队友朱利安·乔希尔、卡琳·埃里和安东尼·吉永等人，用 4 天时间又跑了一次。这两次总共 7 天的练跑，是我个人里程数最长、高低落差最大的练跑（200 公里，垂直落差总和达 18 000 多米）。对我来说强度实在太大了。训练最后一天，我得了髂股关节综合征（俗称"跑者膝"），接下来的 10 天我痛苦不堪。我用尽心力复健，然而比赛当天，我在第二和第三名之间挣扎很长一段时间后，膝盖实在痛到无法支撑，只得在 75 英里处投降。

2009 年再次参赛，我的身心都调整得不错，珍妮也下场跑步，达斯汀更前来当我的队友助阵（那项比赛没有陪跑员机制）。没想到当天下了倾盆大雨，更惨的是还有浓雾搅局。我跑步的状况不错，保持在前十名内，但后来却开始迷路，胃痛和抽筋也同时出现。最后的 20 英里我一点东西都吃不下，但我决心抵达终点。最后我终于跑完全程，出发超过 26 小时后，拿下了第十八名。

我冲过终点线时，主持人刚一递来麦克风，我便迫不及待地说："很骄傲能成为勃朗峰征服者队一员！"达斯汀也大喊："我也为你感到骄傲，呆瓜杰！"第二天达斯汀陪我留下，等珍妮抵达终点，一同庆祝她处女秀顺利落幕。

我完成了我立誓征服的比赛，也和珍妮度过了开心的时光，运气真的好转了。但是，9月25日，西雅图"跑步地带"运动用品店老板斯科特·麦克库布瑞打电话来说，戴夫·泰瑞（那位以呕吐精准抛物线而闻名的跑者）结束了自己的生命。戴夫最近动了腿部手术，恐怕无法再重回跑步圈。他大半辈子都深受忧郁症折磨，我们却没有一个人知道这件事。他50岁的人生，就此画上句点。

参加完戴夫的告别式后，我们一群朋友——大多是跑者——在斯科特·麦克库布瑞在克里斯特尔山附近的小屋团聚。这里邻近华盛顿州怀特河50英里赛赛道，戴夫参加过这项比赛不下十次。我们哽咽着，互问对方有谁知道戴夫的痛苦；我们大笑，回忆起他的好，谈起他如何丰富过大家的人生。

达斯汀也在现场。他依旧对着我瞎扯（即使是告别式中），但这次有点不一样。他一直说着类似"你一直想来场真正的竞赛，想打败我的纪录"以及"别忘了谁是100公里赛跑王"的话，也是到这个时候，他才首次向我吐露他其实有房子（而且还是两栋）。他嘲笑我说，离婚害我一文不名。那次小聚之后，他就不再打电话给我了，有时发个短信来，也只是写着："你这烂货！"

我知道达斯汀有个朋友几个月前也自杀了。我那时想，他可能还没从悲伤中走出来，所以我对他的言论一笑置之。

一个月后，我想回到赛道上，便打算去俄亥俄州克利夫兰市参加一个 24 小时比赛，赛道是不到 2 英里的水泥跑道。我打电话给达斯汀，想请他跟我及珍妮同行，不过他没有接，我只好留言给他。他也没有回我，所以珍妮又打给他。

他拒绝了我的邀请。"我累了，不想再当呆瓜杰的跟屁虫。"他这么说。

尽管达斯汀高中时运动成绩比较突出，表现比较亮眼，但他并没有走上职业运动员的道路。珍妮把他的话转告我，我便开始回想过去一年多来发生的事。《天生就会跑》上市后席卷了整个美国，带起了一股跑步风潮，我也接受了很多杂志的专访。但同时，我和达斯汀却渐渐疏远，不像以前那样无话不谈。是因为我锋芒毕露，所以他选择缓缓离开我这个没天分的少年时代好友？我爱跑步，原因之一就是跑步可以使友情更巩固坚定。难道我对跑步的追求，却消磨掉了我和毕生挚友的情谊？

我只能做唯一我可以做的事：给他空间，保持距离。不打电话，不写信，不要他陪我比赛，不去找他。但我好想念他。

我在寒风湿雨的 10 月抵达克利夫兰市参加比赛，跑到 65 英里时弃赛。我腿酸，还没从环勃朗峰赛中受的伤中复原，心则因这段时间发生的事而千疮百孔。

因为她，我开始跑步

5 个月后，我从母亲住的护理之家打给珍妮。她随即飞往明尼苏达州。

我告诉妈妈："妈，这是珍妮，我跟你说过好多次的珍妮。"母亲没有回答，她没法说话，但我知道她理解我的话。我和珍妮伴随母亲度过了人生中最后3日。我照顾母亲，珍妮照顾我。我们放了母亲最爱的席琳·迪翁的CD，一起哼哼唱唱。

我睡在椅子上，趴在母亲身边，珍妮借宿在护理之家地下室的房间。

第一个晚上，我看见了母亲惊恐的模样。她总是告诉每个问候她的人"我很坚强。"但当她陷入昏迷的时候，这句话似乎是在提醒自己：她可以完成最后这件事，可以安然撑过去，可以做别人都畏惧的事。

3月22日，她安详长眠。最后的几小时，我不断抚摸她的头发，告诉她："别担心，我在这里。"我告诉她，因为她，我成了好厨师。我告诉她，因为她，我吃的都是新鲜蔬果。我告诉她，因为她，我开始跑步。我告诉她，我还可以清楚描绘出我们家旁边那座小巧的花园。我告诉她，我仍然记得握着那支粗糙木制汤匙的感觉。我握着汤匙，她的手握住了我的手，她的手是那样的温暖踏实。我告诉她，我好爱她，我心里永远有她的位置。

我没告诉她的是，其实我好迷惘，好失落。

斯科特独门素食
角豆鼠尾草籽布丁

我第一年参加西部赛,就动手做了这道布丁。我知道我会在山里露营,晚上练跑完需要即食的蛋白质,晚餐也得来点甜食。这道布丁里甘甜如巧克力的味道,来自生角豆(如果你不喜欢生角豆味道,可能之前习惯吃烘烤过的角豆)。去了一趟铜峡谷后,我又掺入了鼠尾草籽,让布丁有类似树薯的口感。朋友尝过后都很惊讶,因为里面居然还加了豆腐。

后料:

嫩豆腐,沥干 约450克

枫糖浆 3汤匙

生角豆粉或可可粉 3汤匙

味噌 1茶匙

香草精 1茶匙

鼠尾草籽 2汤匙

薄荷叶,装饰用 适量

将豆腐、枫糖浆、生角豆粉、味噌、香草精放入榨汁机中均匀搅拌1~2分钟,分装入小杯子或小碗中,再加入鼠尾草籽搅拌。在冰箱冷藏10~20分钟,用几片薄荷叶装饰后即可上桌。这些原料可做4~6份布丁。

20

黑暗巫师的独门妙方

2010 年,约塞米蒂山谷

> 清空思绪,无体,无形,如水一般。
>
> ——李小龙

树木、悬崖在我面前张牙舞爪,一不小心,就会摔得粉身碎骨……

我的手臂往外伸直,右脚在左脚前方,两脚相距 30 厘米。我正试着在一条 2.5 厘米宽的扁绳上保持平衡。这条绳索的一头绑在我前方一棵西黄松上,另一头系在我后方 9 米处一棵树皮粗糙的老橡树上。

此刻,一失足就会掉下去。在这里,保持平衡并不代表什么,却直接决定你的成败。

"一次走一步。一次一步。"

大地在颤动。

我的老师时常跨越千米深的峡谷。他可以徒手攀登花岗岩岩壁到达山顶,而不用做任何安全措施。他是"极限攀岩"的先驱迪恩·波特。他将徒手攀岩及定点跳伞结合起来,全身只背了降落伞,而他同时也设法在悬崖上找到定点，打算不用降落伞，纵身一跃跳到地面。他轻松地说，这只跟物理运动学有关。由于他施展"黑暗"魔法，大家称他"黑暗巫师"。

2010年1月，珍妮介绍我们认识。他邀请我们到他在约塞米蒂山谷租住的小屋作客。他称自己的居处为"木棚"。

我听说过也阅读过迪恩的事迹。他通过极限运动挑拨自己的神经，改变自己的认知。他读过《天生就会跑》，觉得我和他气味相投。

我和珍妮都很喜欢约塞米蒂。母亲去世后，约塞米蒂成了我们的最佳去处。迪恩的木棚干净整洁，冰箱里堆满了鼠尾草籽、新鲜椰子、螺旋藻粉，墙上挂了一幅早年雄鹰电器公司的泛黄海报，上面有一行小字："完美，不是偶然。"

母亲离开了，我想在这山谷中待一段时间疗伤，也想再次厘清我跑步的理由，决定是否继续跑下去。为了理清思绪我开始走绳索。走绳索时必须非常专注，同时身体要放松，随绳索一起摆荡。这项运动教你释放内心的恐惧，也强迫你相信自己的心——来自另一个源头的力量。我是个新手，所以先从离地122厘米的绳索开始练习。学习需要时间。我一踏上扁绳便左摇右晃，很难保持平衡，光是站上去就很困难，更别说踏出一步。进度很慢，我一再被绳子甩到地上，但后来才发觉，是我自己让绳子晃动的。我学着静下来，让身体与心灵同步前进。

"放弃"这件事，过去我也想过。几年前我曾对一个不是跑步选手的人谈过这件事。当时我们在补给站里，在加州奥哈伊镇海拔914米的山棱线上一起当义工接待跑者。那是2008年11月，玫瑰谷34英里超马赛的现场。当时我没有多想就对那位男子脱口说出了我的疑惑。

他用怪异的眼光回看着我。

"老兄,"他说,"你现在要好好利用你的成就。你不可能永远都是传奇冠军斯科特·尤雷克。"

有些超马跑者并不会问自己为何而跑,但我不是那些人。我为什么要跑?跑超马疯狂吗?跑超马是不是表示我是个无可救药的自私狂?我可以在拥有爱的同时享受孤独吗?冠军有什么意义?竞赛让我充满了拼劲,但我也知道,忘却自我才是通往成功的道路。我要怎样抛开自己赢得胜利?

我是不是太汲汲营营于获胜?我是否丧失了享受当下的能力,只是命运极其讽刺地让我迈向荣耀?或者,这些问号以及失去动力的我,是否只是受体内激素的结果?

无数研究都明确指出"跑者的愉悦感"确实存在,大量运动后,内啡肽和内源性大麻素分泌激升,脑部受到刺激后便情绪高昂,这或许能解释为何超马圈中有许多戒毒中的跑者。

跑步是否会让人上瘾

2001年我在南加州为洛杉矶100英里耐力赛练跑的时候,认识了比尔·基。他留着一头灰白长发和一抹卷翘的八字胡。剪短的裤腿上绘有金黄火焰,金属链从一侧口袋穿过腰带圈,系住他的皮夹。他跑步的时候就是这副装扮。他随身携带两大瓶1 500毫升的佳得乐运动饮料瓶,抵达终点线后把瓶子放一边,穿上绣有"死神战队"的黑色皮外套,坐进黑色的雪佛兰休旅车,潇洒地离开。

他从18岁开始酗酒、嗑药,就这样度过了14年,他坐过牢,一天抽3包无滤嘴香烟，染上了酒精和毒品。有一天他惊觉，再也不能过这种有瘾生活了。他住在加州奥哈伊镇，旁边是托帕托帕山脉，每天晚上犯烟瘾的时候，他就爬上山。在某个寒冷的夜晚，他把车停下，决定跑几百米回家，随后，他和自己赌了一把，直冲上3英里长的山坡，一口气爬升518米。后来，他开始参加马拉松，他不知道自己在做什么，只是一股劲地跑步，也学得飞快。他甚至没听过超级马拉松，直到有一天在杂志上读到相关报道。

1999年他第一次报名超马，那年他已经54岁。他在1980年一场摩托车车祸中失去了一颗肾脏，2005年又患了青柠病，自从开始跑步后，他就精神奕奕，烟瘾也消失了。他那年告诉我："斯科特，跑步就是我嗑的药。"

与他有类似故事的不止一位。留着朋克头、身上有刺青的爬虫类爱好者班恩·西恩也是如此。他把瘾头转移到改变心情的药物上，用过剩的专注力长跑，因而造就了现代超马传奇。我在超马路上也遇到很多情况相同的跑者，他们曾陷入大麻中无可自拔，唯一能让他们心神宁静的就是跑步。

跑步是否会让人上瘾？有项研究令人心惊。报告指出，超爱跑步的老鼠可能会跑到死。研究人员把老鼠分成两组，一组有滚轮，一组没有，每天只在一个90分钟的时间段里喂食。没有滚轮的老鼠很快就适应了，它们在短暂的喂食时间里摄取足够的热量。另一组有滚轮的老鼠，每天越跑越多，吃得越来越少，最终把自己饿死了。

有些传奇选手似乎也是如此，把自己燃烧殆尽，到某个时刻便毅然放弃。这些警示故事时常出现在选手们口中，从赛前的早餐到赛后的颁奖典礼，选手间的话题都是这些，就如充满抱负却又忧心忡忡的希腊人所说的：神话中伊卡洛斯用蜡造的飞翼注定坠落凡间。

我的偶像查克·琼斯在 1988 年跑出最后一役。他跑恶水赛时，目睹一架 UFO 盘旋在死亡谷顶端后（大概是脱水造成的幻象），就昏倒了。

"现在，我是个落日跑者，"他说，"我白天都在工作（铺沥青），我只想轻松地跑、休息、复原，看身体能做到什么地步。"

安·崔森也是一绝。她赢得了 14 次西部赛冠军，1994 年在国际知名的莱德维尔 100 英里超马赛正差点打败塔拉乌马拉人（塔拉乌马拉人称她为女巫），身体大小伤不断。虽然她没有放弃跑步，但也好几年没参赛了。她对着记者感叹："我好希望我可以每天出门跑步。跑步是我生命的一部分。我知道我会体力渐衰、年华渐老，但没想到会掉入人生的悬崖。"

凯尔·史卡格斯 2007 年夏天带我探索圣胡安山地后，便驱车前往锡尔弗顿镇参加硬石赛。他把大会纪录足足推进了 3 个小时。他甚至打破了沃萨奇 100 英里赛的纪录，在沃德兰步道上奔跑绕行雷尼尔山，也跑过大峡谷。

在 24 岁的盛年，他却停下了脚步。如今他在新墨西哥州耕田，种植有机蔬菜。2008 年开始他就没有在比赛中露过面。

我呢，难道也濒临人生的悬崖了吗？

我总是注意身体发出的警告，该休息就休息，受伤时更会好好照顾身体。难道全身心投入跑步最后都注定要元气大伤，或注定会失去快乐？不用专注练跑，也可以获胜吗？我是不是自欺欺人，以为自己活得满足了呢？

一步一步慢慢来

珍妮认为我们应该放个假，好好消化最近排山倒海而来的事情。母亲过世一周后，我们开了6个小时的车前往约塞米蒂。

我们与迪恩度过了3天快乐的日子。

我发现他刚柔并济：肢体柔韧、灵活，走绳、徒手攀岩都不在话下。内在，他似乎与外界合作无间，好似空气中一股无形的流动。外在，他攀爬时如猛虎扑食，浑身散发着战斗力，训练时也极为刻苦。

迪恩上一段婚姻持续了8年，2010年离婚，这是我和他一个相似点。另一点是年龄，我们一样，都正值体能的巅峰。说起崛起的后辈，他批判这些傲慢自大的新手，同时羡慕他们健康的身体和初生牛犊无所畏惧的精神。他称这些登山者为"猴崽仔"，认为他们把所有事情都看得太简单。我欣赏他面对后辈崛起的态度。他住在约塞米蒂一座简朴的小屋里，与他的狗做伴，物质需求也很简单，独立自主，徜徉于大自然中，过得闲适惬意。

我们谈论营养健康，谈起我母亲的去世、他父亲几年前过世的情景。他说他有一次花了20小时，全神贯注攀爬一座巨大的峭壁，那时他确认自己听到了无线电波。我们谈起上帝与科技的局限，都认为要想旗开得胜就得先理解成功这件事根本不值一提。

我觉得我大概没办法走到对面那棵树。我应该会跌倒。

"一步一步慢慢来。"迪恩看着我摇摇晃晃退退缩缩的模样，在旁边鼓励我："专注眼前、专注当下。"

共享欢乐时分

　　超马选手每天都花好几个小时,独自在人烟罕至的地方辛苦练跑。跑步是种单打独斗的运动,不过有趣的是,我在跑步中获得的深刻感触,都来自于人与人之间的互动。并不是只有超马选手才能享受这种乐趣。你也可以试着呼朋引伴一起跑:加入跑步社团,或是每周来个团体跑;参加比赛,5公里或10公里皆可。想为跑步运动贡献一点心力,不用真的上场跑,也可以到终点线为选手服务,或者可以当补给站的义工、参与步道探险队。以上我都尝试过,这样也让我有机会回馈这项运动。跑步可以是个孤独的活动,但也可以让你与世界接轨。

斯科特独门素食
烟熏青辣椒豆泥

塔拉乌马拉印第安人随身携带豆泥玉米卷饼。在进入铜峡谷前那 30 英里路上,我看到他们拿出这道食物吃,比赛时和比赛前后,也都用它补充体力。我在家时,会把豆泥配上新鲜的墨西哥卷饼当点心,或是配红辣椒饭,再蘸点牛油果沙拉酱和莎莎酱,营养丰富又令人垂涎。豆泥吃不完的话,可以放入冰箱冷冻,下一顿午餐和晚餐就有着落了。

原料:

干燥的花豆　3 杯

中等大小的白洋葱或黄洋葱,切片　1 颗

蒜瓣,切片　2~3 颗

4 厘米长的干海带　1 片(依个人喜好)

干燥或罐装的烟熏墨西哥青辣椒　1~2 根

辣椒粉　1 汤匙

干燥的土荆芥　2 茶匙(请见附注)

橄榄油　1 汤匙

海盐　$1\frac{1}{2}$ 茶匙

花豆放入锅中,注水没过花豆约 5 厘米,泡够 8 小时。将泡过水的花豆先沥干并再度冲水,用滤皿上下轻轻摇动几次后,移至大锅中。加入洋葱、蒜瓣、海带、青辣椒与辣椒粉。注水,没过花豆约 5 厘米,水开后再以中小火炖煮约 1 小时,或等到花豆煮软熟透便可关火。

花豆沥干,盛起煮花豆的水,约 4 杯。将海带、辣椒都夹起来,若想吃得辣一些可以留一根辣椒。冷却 15 分钟后,将豆子与半杯水放入料理机中,打到细滑均匀。若想稀一点，可以多倒一点水。

将搅拌后的花豆再放入锅中，加入橄榄油、海盐，以中小火炖煮 20 分钟，使豆子入味，然后就能端上桌了。

豆泥可冷藏 5~6 天，也可以冷冻数月。想吃便餐或小点心，可将冷豆泥涂抹在玉米卷或吐司上，用烤吐司机烤 1~2 分钟，再加上素芝士酱（食谱请见第 11 章）、墨西哥牛油果沙拉酱（食谱见第 15 章）、莎莎酱或各式辣酱。

附注：土荆芥是一种草本植物，香味独特，可使花豆更易于消化。墨西哥商店或超市里的墨西哥食物架上应该都找得到，如果找不到，可以用 3 汤匙香菜末替代，上桌前加几把即可。这些原料可做出 8~10 份豆泥。

21

回到原点
2010 年，大峡谷托恩托步道

> 让我们所爱的美，成为我们的作为。
>
> ——鲁米（伊斯兰教神秘主义诗人）

这里是个休息的好地方：寒冷、阴暗、死寂，仿佛是座废弃的教堂。雪花宛如天鹅绒般飘下。我遇过好多次这种场景，而这次，我愿意投降。认真跑步的日子，已将近 20 年，第一次站上西部 100 英里赛的舞台，是十几年前了，到目前为止我的人生都是"去做就对了！"，而我也不断去做了，但我得到了什么？婚姻不圆满，身体伤痕累累。我以为自己没办法继续下去的时候，还是硬着头皮撑了下来。结果呢？最好的朋友达斯汀对我不满，戴夫·泰瑞自杀，母亲也离开了人世。接下来的每一天、每一分钟，我都可以继续生活下去，但意义究竟是什么？

我的干粮已经快吃完了，头灯光线很微弱，电力流失得很快，距离电话或公路少说还有 50 英里。此刻是凌晨两点，寒风刺骨，我知道，现在停下脚步会很危险，但我同时又想：管他的。

我已经跑了 20 个小时。脚下是张大嘴打呵欠的深谷；头顶是缀满星星的黑色苍穹，右手边一块平整的大石旁露出浅浅的山洞口。在这里休息是个不错的选择，可以躲避黑暗与寒冷。我想在这里躺下来，静心等待。再过几个钟头，天色就会转白，风会吹动草地，仙人掌也会像客气友善的老哨兵从暗处出现，而我那时也已养好精神，身子暖和了，可以继续跑下去。

"不能在这里停下来啊，老兄。这里太冷了。一躺下来恐怕很难再起来。如果我们停下来，就永远都走不了了。"

有多少次是靠别人的催促才让我们站起来的？即使我觉得自己再也动不了，在旁催促的他（她）总是知道我的能耐。

"我们走吧。再跑一下，在太阳升起前。"

声音来自我一个朋友，他给了我一个理智乐观的建议，不过我好疲倦。我的备用光源是单颗的 LED 电灯泡，微弱的光线好像在催我入眠。如果躺下，我会舒服点。坚硬的砂岩对我酸痛无力的肌肉来说是张柔软的床垫。这地方真好，好想就这样留下来。

面对大自然，我们变得谦逊，同时也补足了元气

为了怀念母亲、重温与达斯汀尽情跑在森林小径的时光，也为了回到那段不用努力争取冠军与企业赞助的时光，我决定抛开所有杂念，恣意奔跑。达斯汀现在与我鲜少联络，所以我遇另一个朋友，28 岁的乔和我一起跑 90 英里的托恩托步道，而且没有任何赞助。迄今还没有任何一个人能一口气跑完这条路线。这个计划已经在我心中酝酿了十多年，还记得当初读了约翰·阿纳弗诺的《来原野奔跑》与科林·弗莱彻的《踩遍时光的人》后心中的震撼与向往。前年我认识了乔,他步伐快、渴望冒险,最棒的是他知道我想追求的是什么。他两年前也曾经到铜峡谷与塔拉乌马拉印第安人比赛(而且赢了)。

我们各自带着 7 条能量棒与 30 支克里夫能量凝胶,还有头灯、备用灯源与轻便的防水帐篷。我带了两份豆子卷饼、一些饼干、杏仁酱潜艇堡,还有一张地图。至于水,我们打算喝大峡谷南缘的冰雪融水,但得注意不要喝到含铀的溪水,因为大峡谷有些 20 世纪末期开挖的铀矿坑,如今已然废弃。

第一道曙光出现了,此时气温接近零下 7℃。虽然大峡谷以炽热高温闻名,此时却是寒气逼人。一开始是条笔直的下坡路,在前 4 英里,我们就得骤降 914 米,先经过山壁斜坡,接着跑过狭窄的小径,路旁的植物依次是西黄松、橡树、山艾树与仙人掌。我们沿水道穿梭在千沟万壑间,见证着数百万年的地质历史。抵达托恩托步道后出现的是那片与峡谷平行的宽阔高原,海拔高度 914 米,傲视伟大的科罗拉多河,而此时我们腿胫前方像被撕裂了一般疼痛。

我已经有好一阵子没有像这样与世隔绝了。电话、电子邮件、比赛规则、旅程安排,这些在现在看来都是那么遥远。偌大的峡谷中只有我们两人,只有与空荡的天空、遍地的碎石和仙人掌与我们相伴。温度轻巧地爬到了 29℃,提醒着我们来到了沙漠生物的家乡。有时我跑在前头,有时候是乔,两人相距不超过 400 米。从登山者口中(我们只碰见了这群人),我们发现速度比预期的慢,此时离目的地还差 4 条水道,但我们不灰心也不担心。我们准备了充足的饮食,而眼前的鬼斧神工般的美景,使我们快速把一英里又一英里远远抛在身后。

近黄昏时分,我们的影子消失了,一片片黑云开始聚集,它们争相抢占自己的一席之地,天空渐渐乌云密布。我们先听见低沉的呜咽,接着一声尖叫刺破天际。沙石以每小时50英里的速度从高原席卷而来,大雨随后滂沱而降,雨滴拍打着巨岩,溅起水花。在45英里处,开跑后16小时,闪电一会儿劈在我们前方,一会儿落在我们背后,这里没有任何遮蔽处,唯一的办法就是拔腿狂奔。

我们爬下卵石铺成的水道,到达一处叫"印第安花园"的营地,这个营地在"光明天使步道"(这条步道挺像高速公路)与托恩托步道的交会处。我们用水瓶装满了雨水。强风狠狠吹袭着我们,惊天巨雷在峡谷间回荡。一条细长的污泥河道蜿蜒而下直达峡谷底部。远处,科罗拉多河岸边矗立着可供住宿的"魅影农庄",农庄中透出的灯光若隐若现。我们头顶上方是光明天使步道,一路蜿蜒攀高1 000多米,直通大峡谷南缘,而大峡谷山庄就盖在海拔2 100米的高处。

我们身旁有一座无人的大峡谷巡警管理站。路程中足以让我们放弃的地方应该就数这里了。乔是这么想的。这段日子他还有几场比赛要跑,而我并没有其他计划。乔的存粮也快不够了,而目前我们只跑了一半。刚刚他不小心把半条能量棒掉在了地上。他原本舒服地坐在长板凳上,现在缓缓弯下腰,捡起地上的能量棒,尽管它沾满了沙尘,他在精神恍惚中也完全没有丢掉这块宝贵热量来源的想法。随后他把能量棒丢到灌木丛里,无助地长叹了一声。在这个时候放弃是不是比继续冒险聪明?即使我们能在这里等这场风雨过去,但遇到下一场该怎么办?我们清楚,大量雨水可能会把我们冲到峡谷底部,或者让我们在湿冷的黑夜中冻僵。

我认真思索现况,盘算如何减少风险,估量眼前的威胁能否敌得过内心的渴望。我告诉乔,我们已经撑过了最坏的状况,气象报告说暴风雨即将过去。我仰望天空,手指向星团(当时唯一能看到的就是星星了)。

我们又跑了3个小时。雨停了,乌云散去。两人没有交谈。70英里处,我的头灯终于熄灭,备用光源也在一个小时后阵亡。最后的一个半小时,我们在干涸的河床上寻找已无法辨识的托恩托步道。我吃掉了两份卷饼,不知吃了几条能量凝胶,也吃了几块能量棒,但仍旧饥肠辘辘,而且浑身不停发抖。

前方出现了高耸的尖岩,我再次掂量了威胁与渴望之间的比重,最后得出结论:在这里停下来是个好选择。停半小时就好,就小睡一下。

乔倒不觉得。(显然,他的想法是对的。)

"走吧!再过几个小时就日出了,5个小时后就解脱了。"乔说道。

其实当时距日出还有12个小时。路上没有任何补给站,没有加油团,没有竞争对手,没有大会主办单位,只有大地、一位好友、整片天空,以及我们的脚步。壮丽的风景让人显得好渺小。面对大自然,我们变得谦逊,同时也补足了元气。我从来没有感到自己这么微不足道过,也从来没感到这么力大无穷过。

天色逐渐变冷变深,呼吸化成了白烟。我的影子回来了,身旁的仙人掌再次现身,天空拉开了帷幕。红色、橘色与黄色的光芒从我们头上的岩壁爆开,奇伟瑰丽的峡谷重现舞台。昨天消融了,过去也一并消逝。在此时此刻思考未来,就像试图通过晨露预知未来一样可笑。

挣脱了一切:放下自己,享受了纯粹的跑步

我和乔基本上是连滚带爬地在"纽翰斯步道"上前进,有时真的是四肢着地，从峡谷底部攀登了将近 1 500 米。起跑后 30 小时左右，我们踉跄地闯入一家骗观光客的餐厅，狂吞洋芋片和墨西哥牛油果沙拉酱，一杯杯墨西哥莫德洛黑啤酒咕噜咕噜地下肚。乔说要去厕所，结果倒在马桶上一睡不起。我敲门叫醒他后，两人立刻跳上租来的车，拉下椅背，沉沉睡了一个半钟头。醒来后，我们开到弗拉格斯塔夫市伊恩的家中，把我们的奇遇告诉了他。

我们忽略了一些事。当我们行经一望无际的高原，追逐自己的影子，沿着尖石峭壁奔跑时，我们两人的孤单身影，离古老的大河只有 3 英里，它在峡谷边缘下 1 000 多米处奔流着。

在托恩托步道度过的那几个钟头，我们只看到大地、天空和自己的身体，其余的都忘得一干二净。我挣脱了一切，醉心于那时正在做的事，内心在过去与未来之间回荡，我终于想起了自己超马这条路上所追寻的，也想起了我遗失的美好。

斯科特独门素食
绿色莎莎酱

墨西哥特产的绿色莎莎酱可为你每道料理增添独特味道，可以搭配烤天贝、豆腐、米饭等食物。虽然我喜欢鲜蔬，还坚持一定不能煮卷心菜、角豆。蔬菜本身就很美味，但烤过之后更能逼出原本隐藏的鲜甜。莎莎酱冷冻后也能保存一段时间。如果想让味道温和点，可以去掉墨西哥绿辣椒。

原料：
橄榄油或菜籽油
中等个头墨西哥绿西红柿　12 个
蒜瓣，不剥皮　3 颗
小一点的白洋葱，剥皮，切成四块　1 个
墨西哥绿辣椒　1~2 条（依个人口味）
墨西哥辣椒　1 根
新鲜香菜叶　2 株
海盐　1 茶匙

将烤炉预热至 220℃，将油涂抹在烤盘纸上，把西红柿、蒜瓣、洋葱、各种辣椒放在烤盘纸上，用锡箔纸包住。烤 20~30 分钟，蔬菜边缘稍微酥焦即可出炉。打开锡箔纸后冷却一段时间。

将大蒜剥皮，把辣椒切片去蒂，如果想吃呛辣口味，就不要去籽。把烤蔬菜放入榨汁机或料理机中，再撒入香菜叶与海盐，搅拌大约 1 分钟，将所有食材拌匀。可以和豆泥（食谱请见第 20 章）、糙米、豆子卷饼、玉米卷饼或墨西哥脆饼一起食用。莎莎酱可以冷藏 5~6 天或冷冻几个月。这些材料可以做出 10~12 份酱料。

22

终场　永不停歇
2010年，24小时赛世界冠军

> 有时候最棒的旅程并非由东往西，也不是从地面攀至顶峰，而是从头顶直达心灵。在这个过程中，我们找到了自己。
>
> ——杰里米·科林斯（美国登山艺术家）

我们都有面临失败的时候：得不到自己想要的，朋友、爱人离开了，作了后悔的决定，拼尽全力却一无所获。失败并不能判定我们的人生，重要的是我们如何面对。我决定再次挑战24小时绕圈赛，目标：创造美国纪录。我搭机前往法国，参加国际超马协会举办的24小时世界超马赛。

法国南部的布里夫拉盖亚尔德镇的一条硬泥路上，挤满了几百名选手，间距不到30厘米，大家即将一同绕行1.4公里的跑道（为了这场比赛才修的）。跑道像条扭动身躯的蛇，一路穿过公园，在U形弯道掉头折返，再次穿过公园，其中最长的路段旁林立着各种酒吧和餐厅。每圈都会经过两段小上坡，需要爬升三四米。这两段小坡在几小时后却带给我意想不到的痛苦。

我想掏空自己，将自己用一种超越肉体，超脱心灵的角度，放大检视。

许多人（包含有些超马跑者）都会问，为什么有人想跑24小时超马赛？从网络留言板到博客、杂志文章，或朋友口中的传述，大家丢给我的疑问更为直接：为什么在这个时候参赛？你想证明什么？你想逃避什么？

并非三言两语可以说明白。我确实想再次夺冠（我并没有因一年内没获得重要比赛的胜利而特别忧心，一年在我的运动生涯中只是短暂的时段）。我想进入"无我"与"无念"的境界，唯有枯燥的24小时赛可以让我达成这个目标。但参赛最主要的原因，是我的母亲。有10年的时间她都无法正常使用肌肉，但在她与死神搏斗的最后几个小时里，却表现出异常的坚忍，我，身为一个健康的人，也想以她为榜样，尽全力释放生命的战斗力。我想代替她，为她跑出精彩人生。

我和珍妮比赛前9天就抵达此地。前6天我们待在巴黎外的小村庄，埃松河畔的布蒂尼镇，那里距比赛场地有5小时火车车程。我想重新唤回当年为西部100英里赛备战的那种斗志。我需要安静，需要孤独。

我们住在朋友家的花园公寓。房子盖在小河上方，邻近一座色彩缤纷的蔬菜园和一片黄澄澄的油菜籽田，几百年前这幢房屋是栋磨坊。街道狭窄，鹅卵石铺地，夜空中繁星点点。珍妮那几天都在附近的枫丹白露镇游览，我则在田野间大步慢跑，被油菜籽、野花、小麦苗与黑麦包围着，我们也结伴去枫丹白露镇一处叫"沙海"的地方玩花式走绳索。

除了迷你榨汁机和计算机发出声音外，这里的一切都相当静谧。我们每天的早餐是蔬果昔搭配全谷类面包，用完餐后一起跑步、爬山或四处走访。晚上睡觉前,我们收收电子邮件,谈谈食物、音乐、爱,还有生与死的意义。伴着窗畔传来的潺潺溪流声和徐徐飘进的凉爽春风,我们很快就进入香甜的梦乡。

几乎每天上午我都跑6英里,穿过森林到距离最近的村庄。那里有一家天然食品店,我买些当地的食材和传统法国药草。法国人极其重视食物及基本生活必需品的质量,这点令我非常欣赏。在那座鹅卵石铺成的小村庄里,我仿佛回到了过去简单的日子。

5月13日,比赛当天,我已经尽力清空了自己的思绪,只记得自己的目标:在24小时内燃烧生命!我希望能把自己逼到体能极限,却又不至于崩溃。我想再一次找到那条模糊的界线。

公交车在城里来回穿梭,车身是比赛的广告。选手、针灸医生、物理治疗师、运动教练形成了一条浩荡的队伍。经过最长那段赛道时,各家酒吧、咖啡的赞助者夹道欢迎我们,他们热烈欢呼着。我们美国队既有资深好手也有超马新秀,竞争者则来自日本、韩国、意大利以及其他20个遍及欧洲、亚洲、北美洲、南美洲与澳洲国家的选手。日本选手是比赛常客,虽然他们许多顶尖选手为了参加下周末的48小时赛而缺席,但还是有许多还未成名的跑者摩拳擦掌,准备一鸣惊人。

鸣枪后,有个我不认识的西班牙人杀出重围,我和其他228名选手跑在后方。很快他就败下阵来,领先地位由别人接手。在这曲折的赛道上,每一轮冠军都换人当。这么多跑者挤在这么短的跑道上,发生一些摩擦也无可避免,但大家都很有风度。我只会说英语,所以每次要超过别人时,就用诺迪克滑雪赛中用的国际语言喊"hup, hup"表示借过。

我起跑时不小心冲太快(我的计时芯片显示,分段时间竟然有6分40秒1英里的速度),但几英里后就不急不徐,以7分钟1英里的速度跑着。

韩国的李东木在马拉松路标处和我并跑,几圈后日本的井上真悟也跟上了。我让他们跟着,毕竟我主要的对手不是他们。我的对手是我自己和嘀嗒作响的时钟。

接下来的6个小时,我的生命只剩下跑步和基本生理需求:吃、喝。开赛的前8小时我就开始不听音乐了,我想充分感受身边的一切,但如果觉得太单调枯燥,我也需要音乐陪伴。一想起美妙的旋律我就期待不已,音符飞舞着,它在我心中渐渐成为一道白雪覆盖的山棱,见证着我向前奋进的每一步。

研究者推测,音乐之所以能抑制痛苦,在于它能使大脑聚焦在旋律上。一项研究发现,听音乐居然跟服用一剂强效"泰诺"的效果不相上下。

超马选手需要用终点线来激励自己,但如果太过在意,比赛就注定败北。我尽量不去想还剩下几个小时,不去想井上真悟。母亲的身影时常出现在脑海,我用这些片段跨越一道道的关卡。我想放下自我,发掘新的极限,再一举突破。我想掏空自己,从一个超越肉体、超脱心灵的角度,将自己放大检视。

井上领先我两圈。地上的影子渐渐变长,街道两旁餐馆桌上的浓缩咖啡小杯子被撤下,取而代之的是啤酒与葡萄酒,我仍然保持自己的速度。狂欢的民众大声喧哗着,夜晚热闹极了。

跑步以一种节奏持续着,到后来根本已不算是节奏,而只是存在,是所有,也是空无。传奇人物雅尼斯·柯罗斯在24小时内跑完180英里,缔造了24小时赛事的世界纪录。他曾自述,跑步的时候他不觉得自己有多了不起。我目前的身体状况还好,但我看见了父亲,他模仿上帝的动作,让沙土流过他的指间。我看见了母亲,她微笑着,捧起我的碗舀奶油土豆泥。橘色的胡萝卜亮得刺眼,西红柿比消防车还鲜红。几口美味的墨西哥牛油果沙拉酱端上桌,令我垂涎三尺。我听见戴夫·泰瑞开了瓶啤酒,他告诉我,不是所有疼痛都会要命。达斯汀也出现了,要我再接再厉,继续跑。一道蓝光划过,那是西尔瓦诺的身影,紧接着是阿努尔佛,但我不再讶异于他们的速度,我已经知道了这个族群的秘密。我们其实都有所体会,只要依人类生来就如此的方式过活:简单、快乐、和地球和谐相处,我们就可以获得纯粹的幸福。

开跑 8 小时后,我开始听音乐。耳聪目明的自我已然消退。我打开 iPod,但放的是哪首曲子,我浑然不知。我边跑边吃汤面,但像我这样嗜食如命的人也有食不知味的时候。从来没有感到这么孤单过。靠近跑道边缘,远离喧嚣的人群,一切顿时安静了下来,只能听到河水拍打岩石、微风梳理树叶、鸟儿欢喜迎接朝阳的声音。

9 小时过去了。10 小时。

历史造就了我们,我们别无选择,只能规划未来。过去一些日子里,我感觉好像母亲温暖有力的双手握住了我的手,而一些日子里,我想象着自己放慢脚步,终于停了下来。

14 小时。15 小时。16。17。

下个月,我将举办演讲、参加研讨会、获颁奖章。2010 年 6 月,我和珍妮将开车到新墨西哥州一家有机农场拔草,再开往科罗拉多州博尔德市。我将和达斯汀一起像以前一样聚餐、练跑,修补友谊。9 月,我将到科威特的美军基地,和士兵们一起跑步,分享跑步的经验,听他们讲战争故事。在法国这段蜿蜒的跑道上,未来并不重要,过去也隐入时间隧道。这里,只有跑道,只有动作,只有现在,而且,只要现在就够了。现在就代表所有。我跑着，跑着，跑着。

旭日将东升。比赛也会结束。我会完成使命。我知道这些都会发生，但现在我为什么要为这必然的现象默祷？

17小时。澄明的境界会再回来吗？

佛学大师建议信众，静候大彻大悟之时，要做些砍柴、提水之类的粗活。真正顿悟时，大师会说，再多砍些柴、多提点水。跑步在某一刻让我心平气和、精神焕发，而我之后也继续跑，但平静却不见了，仅剩唉声叹气的风拂面而过。我仍然继续跑。

我知道我正在跑，却感受不到脚的存在。脑海中浮现之前研读过的道家经典，和许多学问一样，它看似和跑步无关，却又紧密相连。明确地说，我不知道自己是不是正在实践道家所说的"无为"。

继续跑。我想起珍妮、达斯汀、嬉皮丹、伊恩、迪恩·波特，还有那些在跑步中认识的朋友。我爬过科罗拉多州的山，踏过加州山谷，慢跑行经过日本的市场、希腊的果园。我发掘了这些地方赋予我的一切。我也忆起了痛苦的感觉，想起最近一次瑜伽课程上老师看见我挣扎的模样，说道："这就是你来的目的！"

18小时。

这就是你来的目的！我把这句话奉为真理，反复吟诵。19个小时，喝了汤，吃了一根克里夫能量棒和更多的香蕉，大口灌了水。这就是你来的目的！我重复的时候，发现这句话听起来跟"去做就对了！"颇为相似。

快到20小时的时候，美国队教练麦克·斯平德勒对着我大喊美国纪录的时间与圈数。如果我保持这样的速度，就有机会刷新美国记录。20小时。21小时。

22小时。23小时。大会主持人报出里程数。只要我接近其他跑者，他们转过头看到是我，就闪到一旁让我先过。有些法国跑者大喊："加油！斯科特！加油！美国！"

只剩半小时了，我已经跑了162英里，美国队教练递给我一面美国国旗。我骄傲地高举国旗跑过最后五圈。最后的30分钟。

星期五早上10点，我完成了比赛，比创下意大利纪录的伊凡·库汀多了1.5英里，但比刷新日本纪录的井上真悟少了4英里（虽然他只把日本纪录推进了300米）。

我的成绩是165.7点七英里，缔造了新的美国纪录。也就是说，到目前为止还没有北美人在24小时内跑得比我远。我已实现当初设定的目标，该休息了，然后再继续跑。

这些看似简单而平凡的活动其实很神圣，就像信徒做提水砍柴这些简单的事情一样，只要用心去做，抱持谦逊态度，就能一步步迈向超脱之境。这些平凡的小事引领我们朝更广大浩瀚的世界前进。

我们很容易就被截止日、债务等事情所束缚，也容易陷入胜败的泥淖。与朋友的争吵、爱人的离开都让我们饱受内心的煎熬。不管什么比赛都无法治疗伤痛。一碟墨西哥牛油果沙拉酱、一盘恐龙甘蓝，也无法带人脱离悲伤。

但你可以有所改变，尽管不是一夜之间。生命不是比赛，更不是一场超马赛，尽管两者很相似。生命没有终点线。我们朝着目标慢慢前进，目标是否实现当然很重要，但最重要的，是它们都我们如何往目标迈进。

每个人的道路却不同。我找到了专属自己的健康饮食与自在奔跑之路。我希望能帮助你找到自己的路。

斯科特独门素食
巧克力能量球

一道佳肴，如同一个好故事，值得有一个称心满意的结局。经过多年的潜心研究，我终于让这道料理臻于完美了。

生可可碎粒含有天然的咖啡因，嚼起来有颗粒感，而红辣椒碎片与肉桂香味能让最挑剔的甜食爱好者大为满足。巧克力能量球不仅美味可口，也能补充能量，吃完晚餐后可以来上几个，长跑途中也能吞下几颗。

牧豆粉最早是美洲原住民，包括死亡谷的肖松尼族印第安人的食物。牧豆粉可加可不加，加入之后巧克力能量球会散发甜香，入口后也有浓郁的回甘滋味。

原料：

生可可碎粒　1/2 杯

生腰果　1/2 杯

中等大小椰枣　8 颗

牧豆粉　1 茶匙

肉桂粉　1/4 茶匙

生香草粉或香草精　1/2 茶匙

干碎红辣椒　1/4 茶匙

海盐　1/8 茶匙

生榨椰子油　$1\frac{1}{2}$ 茶匙（加热到呈液态）

除了椰子油，将所有食材放入料理机搅拌 3~5 分钟。将混合物放入碗中，倒入已融化的椰子油再加以搅拌。均匀混合后，捏成直径约 2.5 厘米的圆球，放到烘焙用蜡纸上。放置冰箱冷藏 15~20 分钟后放入密封盒中。能量球可冷藏两个星期左右。这些原料可做出 12 颗直径 2.5 厘米的巧克力球。

致谢

写书宛若跑一场超马赛,有些时候得挑战爬坡路,往上迈进一小步就像世上最棘手的任务。有些时候,前进则易如反掌,毫不费劲,好像可以永远这样顺利似的。超马选手有时需要团队协助渡过难关。写这本书时,我也需要团队。如果没有这样勤奋又有才华的团队支持,《素食与跑步》也不可能突破终点线。

如果没有达斯汀·欧森,这本书绝对无法诞生。若不是我在跌跌撞撞的成长过程中,结识了这位好兄弟、好同学,若不是他在 1994 年说服我参加 50 英里赛,这本书也不会呈现在你眼前。达斯汀是我第一个,也是最亲密的战友,他思维灵活,常常激发我的斗志。生命中还有很多朋友给了我这样的帮助,我无法逐一描述,在此深深表达感激。这些朋友让我意识到一切皆有可能。

雷农·威尔 10 年前就鼓励我着手写稿。身为西部 100 英里赛的创始人之一,她特别善于点燃选手的斗志,激发他们的潜能。奥黛莉·杨,知心好友兼作家,她经常鼓励我、督促我,不让繁杂的琐事成为无法成书的借口。若不是她愿意付出时间与心力,本书可能也无法完成。

我的经纪人赖瑞·魏斯曼与他的妻子莎夏,是他们发现了我人生故事的不凡之处，是他们使一个选题得以成书。苏珊·卡纳凡与她在霍顿·米夫林出版公司的团队适时给我鼓励并提供建言，也在必要时给我当头棒喝并施加压力。

史蒂夫·弗里德曼是我不知疲倦的合著者。我很久以前就是他的书迷，常常想象，如果我有幸写书，必定需要他的生花妙笔。他不仅梳理了我的超马历程，也整理了我散乱的想法和无法描述的感受。即使他从没跑过超马，但我跑过的每一步都流过他的指尖。我猜，他心中也埋下了素食与跑步的种子。若真是如此，我将义不容辞为他助跑。

史蒂夫的得力助手是个性可爱又认真的莎拉·戴明，她不辞辛劳地搜罗有关超马赛与营养方面的知识，有些我几乎都没有听说过。她独到的访问技巧让我在尘封的记忆里拾起很多从朋友、恩师那里学得的宝藏。她原本是个拳击手，后来转战跑步（开始着手这本书时，她跑了人生第一场马拉松）。我不敢向她妄下战书，她有钢铁般的意志、所向披靡的体能，听说她的拳击力道无坚不摧。

我诚挚感谢不吝献出宝贵时间接受不只一次专访的朋友、家人与专家。是他们串联起一段段故事，给了我一个个提醒，让我跑得实在、活得踏实。感谢《杜鲁斯市新闻论坛报》的记者凯文·佩特斯，他记录了我早期大部分的跑步经历。感谢美国责任医疗医师委员会的医学博士尼尔·柏纳德、理学硕士与注册营养师苏珊·雷文，他们提供了蔬食相关的科学知识。感谢医学与理学博士提姆·诺克斯、医学博士扎卡里·兰德曼与戴维·C·尼曼博士，他们不遗余力地追求真知，研究超马赛是如何激发出人类超凡耐力的。感谢写作异师克里斯托弗·麦克杜格尔对书稿的许多珍贵想法与建议，感谢他再三为我打气，激励我付梓日就在不远处。

我的朋友们个个慷慨大方、才华横溢，他们别具一格的观点让这些故事散发蓬勃的生命力。感谢所有记录我生命中美好一瞬的人，这些照片本身便诉说了点滴。

我的生命中受到太多人的深刻影响，可能无法一一提及，但他们在我生命中扮演了重要的角色，带领我闯入崎岖蜿蜒的小路，指引开辟另一条路。

珍妮，我最信赖、最亲爱的知己。再多的文字也无法描述我对她的感激。她支持我与史蒂夫共同执笔的构想，就在这想法恐怕难以实现的时候，她极力促成了这种事情。只要是珍妮想做的事，大多时候都能如愿以偿。她的陪伴帮我完成了如此浩大的工作。她费了不少时间编辑校正这本书，提出了很多创意。她让这本书呈现，也让我理解为何我要追寻我正在追寻的梦想，尽管这看起来不是那么有道理。我的生命因她的伴随才显得有趣又圆满。

结尾时我们通常要回溯原点。我要感谢父母，若不是他们，我也不会开始跑步。爸爸，虽然我们常看不对眼，你那深入浅出的智慧箴言却陪伴我走到今天。你说"去做就对了"，不是"有时"，而是"总是"。妈妈，虽然你失去了基本活动能力，但脸上的微笑从未消退，反而更用力体会、珍惜生命中每一刻快乐幸福的时光。如果我能像你一样，或许早就功成名就了。我的超马偶像或许走过更多里程数、爬过更高的山陵，但，你才是我最强大的力量来源。我会为了你一直跑下去，永不停歇。

最后，我要向全球的粉丝深深致谢，你们是最棒的！为数众多的比赛义工、写信给我的年轻跑者、在赛前为我加油、赛后与我击掌的忠实粉丝，谢谢你们。我不断从你们的故事中获得鼓励与支持。你们每一个人都提醒我为何而跑，以及我们大家为何而跑。

斯科特的超马赛历程

1994年
明尼苏达船夫小径50英里赛,第2名(7小时44分)

1995年
明尼苏达船夫小径50英里赛,第2名(7小时24分)

1996年
明尼苏达船夫小径50英里赛,第1名(7小时10分)
雷伊斯角50公里赛,第7名(4小时24分)
埃德蒙号100公里赛(美国田径协会100公里全国公路冠军赛),第4名(7小时33分)

1997年
明尼苏达船夫小径50英里赛,第1名(7小时18分)

1998年
皇冠王50公里争霸赛,第2名(4小时34分)
赞恩·格雷50英里赛,第1名(8小时49分)*

---

*表示在当次赛事中创下纪录。

冰河步道 50 公里赛，第 3 名（6 小时 23 分）

明尼苏达船夫小径 50 公里赛，第 1 名（6 小时 41 分）*

马更些河 50 公里赛，第 1 名（3 小时 49 分）*

洛杉矶 100 英里耐力赛，第 2 名（19 小时 15 分）

山区被虐狂 50 英里赛，第 5 名（7 小时 40 分）

1999 年

圣胡安步道 50 公里赛，第 2 名（4 小时 25 分）

耍酷 50 公里赛，第 4 名（3 小时 48 分）

布尔河 50 英里赛，第 1 名（6 小时 30 分）

麦当劳森林步道 50 公里赛，第 1 名（4 小时 11 分）

冰河步道 50 英里赛，第 3 名（6 小时 21 分）

西部 100 英里耐力赛，第 1 名（17 小时 34 分）

怀特河 50 英里赛，第 3 名（6 小时 55 分）

本德蒸馏酒厂 50 公里赛，第 2 名（3 小时 5 分）

洛杉矶 100 英里耐力赛，第 2 名（19 小时 51 分）

2000 年

查克昂特 50 公里赛，第 2 名（4 小时 22 分）

十景 50 公里赛，第 1 名（4 小时 26 分）*

利昂娜分水岭 50 英里赛，第 1 名（7 小时 1 分）*

米渥克 100 公里赛，第 11 名（9 小时 54 分）

西部 100 英里耐力赛，第 1 名（17 小时 15 分）

麦当劳森林步道 50 公里赛，第 4 名（4 小时 36 分）

2001 年

杰德·史密斯步道 50 英里赛，第 4 名（3 小时 26 分）

耍酷 50 公里赛，第 16 名（4 小时）

GNC 50 公里赛，第 4 名（3 小时 24 分）

GNC 100 英里赛（美国田径协会 100 公里全国公路冠军赛），第 4 名（7 小时 28 分）

利昂娜分水岭 50 英里赛，第 1 名（6 小时 59 分）*

麦当劳森林步道 50 公里赛，第 2 名（4 小时 17 分）

米渥克 100 公里赛，第 2 名（8 小时 42 分）

西部 100 英里耐力赛，第 1 名（16 小时 38 分）

鲍尔德峰 50 公里赛，第 3 名（6 小时 14 分）

香港乐施毅行者，冠军队伍（12 小时 52 分）*

2002 年

利昂娜分水岭 50 英里赛，第一名（6 小时 46 分）*

应许之地 50 公里赛，第 2 名（4 小时 37 分）

米渥克 100 公里赛，第 1 名（8 小时 44 分）

西部 100 英里耐力赛，第 1 名（16 小时 19 分）

怀特河 50 英里赛，第 5 名（7 小时 16 分）

塔马帕岬 50 公里赛，第 12 名（4 小时 15 分）

银峰 50 公里赛，第 1 名（4 小时 18 分）*

香港乐施毅行者，冠军队伍（12 小时 47 分）*

怀特河 50 英里赛（美国田径协会全国步道路跑冠军赛），第 5 名（7 小时 16 分）

2003 年

耍酷 50 公里赛，第 5 名（3 小时 41 分）

十景 50 公里赛，第 1 名（4 小时 25 分）*

赞恩·格雷 50 英里赛，第 5 名（8 小时 50 分）

米渥克 100 公里赛，第 1 名（8 小时 44 分）

西部 100 英里耐力赛，第 1 名（16 小时 1 分）

怀特河 50 英里赛（美国田径协会全国步道路跑冠军赛），第 5 名（7 小时 13 分）

长谷川杯日本山部 77 公里耐力赛，冠军队伍

2004 年

耍酷 50 公里赛，第 3 名（3 小时 46 分）

利昂娜分水岭 50 英里赛，第 1 名（6 小时 45 分）*

赞恩·格雷 50 英里赛，第 6 名（8 小时 57 分）

米渥克 100 公里赛，第 1 名（8 小时 47 分）

西部 100 英里耐力赛，第 1 名（15 小时 36 分）*

佛蒙特 100 英里赛，第 5 名（16 小时 41 分）

莱德维尔 100 英里赛，第 2 名（18 小时 2 分）

沃萨奇 100 英里赛，第 17 名（27 小时 21 分）

2005 年

耍酷 50 公里赛，第 10 名（4 小时 9 分）

查克昂特 50 公里赛，第 11 名（4 小时 24 分）

代亚布罗 50 英里耐力赛，第 1 名（9 小时 10 分）

应许之地 50 英里赛，第 2 名（4 小时 59 分）

米渥克 100 公里赛，第 2 名（8 小时 43 分）

麦当劳森林步道 50 公里赛，第 3 名（4 小时 51 分）

西部 100 英里耐力赛，第 1 名（16 小时 40 分）

恶水超马赛，第 1 名（24 小时 36 分）*

2006 年

铜峡谷超马赛，第 2 名（6 小时 47 分）

利昂娜分水岭 50 英里赛，第 3 名（6 小时 48 分）

米渥克 100 公里赛，第 2 名（8 小时 42 分）

恶水超马赛，第 1 名（25 小时 41 分）

马更些河 50 公里赛，第 8 名（4 小时 32 分）

斯巴达松超马赛，第 1 名（22 小时 52 分）

2007 年

铜峡谷超马赛，第 1 名（6 小时 32 分）

麦迪城 100 公里赛（美国田径协会 100 公里全国公路冠军赛），第 2 名（7 小时 32 分）

米渥克 100 公里赛，第 5 名（9 小时 4 分）

麦当劳森林步道 50 公里赛，第 14 名（4 小时 40 分）

硬石 100 英里赛，第 1 名（26 小时 8 分）*

斯巴达松超马赛，第 1 名（23 小时 12 分）

2008 年

博德步道冬季路跑节 50 公里赛，第 5 名（4 小时 45 分）

耍酷 50 公里赛，第 4 名（3 小时 35 分）

查克昂特 50 公里赛，第 3 名（4 小时 12 分）

米渥克 100 公里赛，第 4 名（8 小时 38 分）

麦当劳森林步道 50 公里赛，第 3 名（4 小时 13 分）

斯巴达松超马赛，第 1 名（22 小时 20 分）

世界荷腾 50 公里赛，第 3 名（4 小时 53 分）

新体验 24 小时超马赛，第 46 名（48.7 英里）

2009 年

查克昂特 50 公里赛，第 11 名（4 小时 25 分）

怀特河 50 英里赛（美国田径协会全国步道路跑冠军赛），第 4 名（7 小时 13 分）

环勃朗峰超马赛，第 19 名（26 小时 7 分）

北海岸 24 小时赛，第 75 名（65.8 英里）

JFK 50 英里赛，第 11 名（6 小时 31 分）

2010 年

国际超马协会 24 小时世界超马赛，银牌（165.7 英里），美国纪录

怀特河 50 英里赛（美国田径协会全国步道路跑冠军赛），第 4 名（7 小时 2 分）

图书在版编目(CIP)数据

素食，跑步，修行/（美）尤雷克，（美）弗里德曼著；李颖琦译.——南京：南京大学出版社，2015.6（2019.6重印）
书名原文：Eat & Run
ISBN 978-7-305-14792-0

Ⅰ.①素… Ⅱ.①尤…②弗…③李… Ⅲ.①全素膳食－关系－跑－健身运动－研究 Ⅳ.①R459.3 ②R161.1

中国版本图书馆CIP数据核字（2015）第034910号

EAT AND RUN: My Unlikely Journey to Ultramarathon Greatness
by Scott Jurek with Steve Friedman
Copyright © 2012 by Scott Jurek
Published by arrangement with Houghton Mifflin Harcourt Publishing Company through Bardon-Chinese Media Agency
Simplified Chinese translation copyright © 2015 by Thinkingdom Media Group Ltd.
All Rights Reserved.

江苏省版权局著作权合同登记 图字：10-2015-030

出 版 方	南京大学出版社	
社　　址	南京市汉口路22号	邮　编 210093
出 版 人	金鑫荣	
发 行 方	新经典发行有限公司	
	电　话 010-68423599	邮　箱 editor@readinglife.com

书　　名	素食，跑步，修行	
作　　者	（美）斯科特·尤雷克 & 史蒂夫·弗里德曼	
译　　者	李颖琦	
责任编辑	马蓝婕	
特邀编辑	葛建亭　李怡霏	

印　　刷	三河市三佳印刷装订有限公司	
开　　本	640×960 1/16 印张 18 字数 203千	
版　　次	2015年6月第1版　2019年6月第8次印刷	
ISBN 978-7-305-14792-0		
定　　价	36.00元	

网址：http://www.njupco.com
新浪微博：http://weibo.com/njupco
官方微信号：njupress

* 版权所有，侵权必究
* 如有印装质量问题，请发邮件至 zhiliang@readinglife.com